別讓錯誤的營養觀害了你

旅美權威營養專家，破除58個常見飲食迷思

【推薦序】

為食品界、營養界及餐飲界搭起一座橋梁

文長安　輔仁大學食品科學研究所、餐旅管理系兼任講師、前衛生福利部食品藥物管理署技正

與白小良博士相識已有四十年，她一直是我心目中很佩服的對象，白博士赴美前已是國內營養界知名人物，創建腸道靜脈營養、建立燒燙傷營養制度，後遠赴美國紐約進修，為臺灣前往紐約哥倫比亞大學深造營養學位的留學生助力不少，白博士在孩子進入大學之後，自己重返學校亦於二〇一三年取得美國哥倫比亞大學營養教育博士學位。

白博士夫婿謝澤鴻博士亦是國際知名分子生物專家，國內現行臍帶血貯存制度亦有部分師承白博士夫婿。他們夫妻每次回國，都攜帶了許多新的國際專業知識，提供國內專業人士精進，這種在學術上無私的胸襟，不得不令人肅然起敬，也值得大家學習。

現在大家都很重視食品安全，可是營養安全卻乏人問津，《別讓錯誤的營養觀

害了你》與營養安全有著異曲同工之妙。過度的營養、不適當的營養都會造成人體器官的傷害。我們過去都以為果糖很好，可是果糖卻是現在的健康超級殺手之一；我們都以為牛奶可以補充鈣，可是卻忽略了鈣的伴侶——維生素D及適量的陽光曝晒；我們更認為含高量鐵的紅肉，可以預防貧血，可是過量也會破壞紅血球，且忽略了紅肉所含的飽和脂肪酸及食物膽固醇；我們都認為多吃蹄筋、豬腳可以增加膠原蛋白護身，事實上，來自食物的膠原蛋白，並不能增生人體的膠原蛋白。白博士在這本書中都一一詳細敘述，讓大家得以有正確的營養、適量的營養以及安全的營養。

從事營養、食品及餐飲的專家學者都是為「吃出健康、吃出快樂」在犧牲奉獻著，我自己也是一個食品及餐飲安全的工作者，深感國內食品界、營養界及餐飲界互動的機會實在是少得可憐。《別讓錯誤的營養觀害了你》這書名一看就知道很嗆，事實上，就是為食品界、營養界及餐飲界搭起橋梁的一本好書，該書撰寫編輯都是依據營養學正規教育，讀者很容易從章次查閱到自己所需要的正確營養知識，藉以改正自己錯誤的觀念。

一本書的寫作，說起來都是很容易，但寫起來卻是很難，白博士這一本書的內容，幾乎涵蓋了她過去四十年的營養經驗，尤其融合了她在美國三十一年所接觸到的最新營養新知，這一本書可謂集白博士畢身之精華，與坊間其它類似的書大不相同，本書以對答方式寫作，下筆淺顯易懂，不但適合營養、食品、餐飲、公衛人員使用，更是適合廣大民眾閱讀的一本良好書籍。

世界各國慢性病及癌症罹患率年年上升，已造成各國長期照護預算節節升高，形成各國財政重大負擔，因此，如何降低慢性病及癌症罹患率，是現今各國重大公共衛生之課題。我深切相信閱讀過本書的讀者，只要配合本書的論述，一定可以降低慢性病的罹患率，達到「營養安全好，放心活到老，健保不愁倒」極致的目標。

《別讓錯誤的營養觀害了你》這是一本超棒的好書，精讀這本書，可以讓我們擺脫不當營養對身體的危害，進而達到養身愉悅之目的，值得推薦給大家閱讀。

【推薦序】

一本掃除營養迷思的教戰手冊

吳成文　中央研究院院士、國家衛生研究院創院院長、陽明大學特聘講座

出版了一本餐桌上的教養書籍熱賣後，讓這位學有專精的營養學者白小良博士其教養小孩的「美味」經驗在臺灣廣為人知，而這位曾經擔任醫院臨床營養師以及擁有人類營養學碩士暨營養教育博士背景的營養專家，沉澱兩年之後所端出來的「可口大餐」是要匡正一般民眾一知半解的營養觀念，書中開宗明義以破除飲食迷思為本，教導正確的營養觀念為綱，豐富與紮實的飲食見解，將是閱讀本書的一大知識「饗宴」。民以食為天，這是自小耳熟能詳繫之於心的認知。飲食是人類維持生命的必需，也是各個國家社會穩固民生的最基本條件，飲食大焉者牽動及社會的安定，所以各國政府均訂有嚴謹的食品安全衛生管理辦法，希望藉助法規來保障民眾吃的權益。而對於普羅的民眾，在安全的定義下，如何吃出健康，則更是萬目所指的關切，這時候正確的營養觀念，就

是大家必須具備的能力了。

而在網路訊息與查詢一鍵千里與速捷的當下，日常的社群資訊以及隨處可以上網搜尋的方便性，反而有許多似是而非的觀念。例如，有機食品最為營養、自然粗食杜絕疾病、基改食物一定有問題，以及以肉食減重身體反得獲益、昂貴的健康食品（或是維生素）可去除病痛、吃補就是吃營養等……種種不一而足，如此的觀念不僅是以偏蓋全，如果讓大眾奉為圭臬，才是健康的大忌。

當然有關營養的科學知識是與日俱進的，例如二〇一六年美國公布最新的飲食指南，取消了膽固醇的上限，這使得過去因為擔心膽固醇過高而戒食某些食物的多數人（例如戒食雞蛋），感覺被先進國家所謂的營養學術誑了半世紀，而其實亦不然，這即表示出，必須藉助更精確的科學驗證，來修正營養認知，飲食的觀念方能更加健全與正確。

有幸能為白小良博士兩本重要著作撰寫序文，更進一步欣賞小良在家庭教養之外的一方豐富學識。她非常有系統的依據維持人類生命所需的五大類營養素，逐一探究流行於坊間其似是而非的飲食迷思。

例如前述所言的以肉食減重、或是藉助高蛋白保健食品來鍛鍊肌肉，以及全穀物食品與多穀物食品之間的異同暨於營養認知上的誤拗，還有大家一直迷惑的水果應當是飯前還是飯後享用才正確等，牢牢詳列數十項，書中以問答的方式逐一列舉，除卻淺顯易懂之外，還加上小良這一位營養專家的建議，在闡述與解說之下，實在是一本不可多得的飲食營養保健指南，除了可以幫助大家掃除各方來路不明資訊的疑慮，當然最重要的是建立與時俱進的營養觀念。

人類的飲食，在過去以維生的基本需求，而至先進國家已經進步到怎麼吃才健康的指標中，寶島臺灣是一個非常幸福的地塊，不僅於臺灣高水準的農作產品，以及傳承古老的飲食文化，臺灣多數的民眾於年壽延益的今日，於吃出豐厚、吃出美味之外，一個最重要的基石，就是要營養均衡地吃出健康，也所以說，每一個人均需要擁有正確的營養知識，才能夠在享用飲食之際，也同時增強體魄。

看來白小良博士的這一本兼具「實務」與「食物」的教戰手冊，是人人均該擁有的家庭健康書籍，對重視優質健康的民眾而言，理應人手一本，來重新檢視自我的飲食營養觀念是否已經在日日新的最佳實證上，套用小良撰寫本書的一個重大思維，她「邀請大家一起來跟她這麼做」，而「原來如此」的食物解鈴將讓我們的餐桌更能品嘗出健康美味。

【推薦語】

記得多年前，一位被懷疑再生不良性貧血的小女孩被轉介來就診，且懷疑有癌症惡病質，體重由原先五十公斤掉到三十公斤，來尋求骨髓移植治療。檢查後不止造血功能退化，心臟、肝臟等功能也出現異常。最特別的是骨髓切片檢查顯示特異膠質變性，詳問起來這小女孩爲了處理便祕問題，完全排除澱粉及脂肪類食物，小女孩意志力驚人，堅持長達近一年，我笑說，妳變成膠質美人了。她不需要骨髓移植，營養觀念校正後，所有器官功能恢復，現在又是五十公斤的健康女孩。與小良全家相識多年，全家都是科學人，正確的營養觀念早已融入生活中，這本書就是將深入的營養知識融入生活的闡釋，深入淺出，絕對令人受益良多，值得成為必備生活指南！

——陳榮隆　和信治癌中心醫院小兒血液腫瘤科主治醫師

白博士以其豐富的學養及關懷社會的熱忱，針對時下常被誤導的營養觀念，提供最新的專業論述，這是一本現代人營養保健不可或缺的好書。

——黃秀華　中華民國營養師公會全國聯合會理事

不論電視健康性節目或報章雜誌最熱門的文章都與疾病防治、營養健康、養生飲食有關，食物提供不同營養，健康來自適當營養，攝取食物後在人體進行正常生化反應及生理運作，維持及促進身體機能。坊間許多顛覆營養科學理論，或大膽提倡挑戰身體機能運作的謬論，導致民眾把錯誤資訊奉為圭臬，而影響健康及病情控制，慢慢失去健康而不自知的情況比比皆是。營養學是門專業，認識小良博士有三十餘年，不但治學嚴謹，以科學家的精神專研影響人體健康甚鉅的營養學門，本書將提供最新最正確的營養知識，幫助讀者導正觀念、破除迷思，讓我們一生受用不盡。

——蔡玲貞　彰化基督教醫院血管醫學防治中心主任、前彰化基督教醫院營養體系主任、前中華民國營養師公會全國聯合會理事長網路上時常出現一些關於營養或飲食方面似是而非的錯誤資訊，卻因為受到民眾極度重視，瘋狂轉發；希望本書的出版能幫助大家釐清真相，導正觀念，讓不實的傳言自動退散。

——潘懷宗　陽明大學醫學院藥理教授、臺北市議員

啊！原來如此。這本書將解開你的許多疑惑，而你的為什麼及好奇心也會在書中得到滿足。看完後你不但可以好好健康吃，也可以學習到正確的營養理論。書中整理的資訊非常完整，對於學營養的人，也可以做為導正民眾飲食觀念很好的工具書喔！

——蕭慧美　嘉南藥理大學保健營養系教授

小良和我應該算是早期的營養師，她在馬偕我在長庚，那個年代我們常被病人戲稱教吃飯的小姐，營養師還沒執照化，但是小良卻是非常用功的營養師，不斷都有臨床研究的發表，後來她因為家庭因素到美國去，偶爾她會有新的營養資訊分享給我們，這次用功的小良針對臺灣媒體上流竄似是而非的觀念做一

個澄清，很值得大家多看，想在媒體發表聚焦話題的言論很簡單，但是非專業發表錯誤訊息很可能讓民眾誤導也不是一件好事，希望透過這本書，民眾能更清楚知道該如何選擇資訊。

——謝宜芳　前長庚醫院營養師

※依筆劃順序排列

【自序】

吃對三餐才是真正的預防醫學

一九八六年帶著對臺灣臨床營養工作又愛又恨的複雜心情離開，赴美進修。一九八七年由營養轉念公共衛生，當時在流行病學課堂上舉證的十大例子，其中竟然有五、六個案例來自臺灣，心裡除了憤怒之外，更心痛自己的家鄉人因為缺乏保健觀念而不懂得自保。一九七〇年代，臺灣市場上出現進口的廉價蘋果及澳洲牛肉，拜政商的無知及圖利，這些被核子汙染的食物，被傾倒進入臺灣百姓的體內。這也是一九九〇年代臺灣在經濟起飛的時刻，人民癌症罹患率也在同時上飆的肇因之一。一九六〇年左右，市面上出現一種採用魚肝油製造的糖球，許多父母在缺乏營養知識，及不實廣告的宣稱下，誤認為魚肝油有預防近視眼的功效，造成不少孩童大量食用，導致脂溶性維生素中毒的事件。

有關單位不僅沒有對過往的傷害記取教訓，食品安全的問題卻越演越烈。食品安全是政府機構要對人民健康負責，除了對食物來源嚴謹把關，另一課題即建立全民的營養保健意識，這是大眾自救更重要的課程。

吃對三餐才是真正的預防醫學，在篩檢之後若發現身體有異狀，絕不僅是短線的採取手術及各種藥物治療，應該是從飲食和生活習慣進行長期調整。這就好比一個溺水的人，在死亡邊緣掙扎，如罹患糖尿病、癌症、心臟血管疾病等，醫療人員盡全力給予人工呼吸急救，即使搶救有效，也很可能是短暫的。預防溺水的積極對策應該是從上游開始防堵，是誰將人推入急流中？該如何學會游泳的自救技能？因此教導民眾以及年輕的下一代，如何在混亂的食品市場急流中自救，正確判斷為什麼要吃、該怎麼吃等正確的營養知識，才是當務之急。

營養相關論述之所以很容易被誤導，是因為營養學知識是由許多片段的基礎科學證據，加以組合而成的運用科學，資訊來源不外乎動物實驗的基礎科學和流行病學的統計數字，再進一步歸納出飲食與健康的關係性，所以絕不能武斷的推論因果關係。然而這些資訊又經常被坊間非專業人士、廣告、市場行銷術、及媒體資訊，以斷章取義的方式擷取，造成誤導。媒體、網路資訊發達，加上健康保健意識高漲，營養、醫療、保健資訊多得讓人眼花撩亂，讓大眾在資訊的取捨上無所適從。最常見的實例，無論居住在哪個地區的華人，經常採取服用營養補充劑及偏方以追求健康，而這並非來自專業人員的建議。人人都自成一套養生之道。

營養學看似簡單，但它是一門相當複雜的科學，融合了生理、心理、行為、食品科學、病理、流行病學、生活、文化、環境等，因此許多專業的術語及論述，稍有不慎就會出現誤導，呈現混亂、矛盾，不知道什麼是事實什麼是虛構。個人有幸在臺灣和美國接受正規的臨床營養、基礎研究、營養教育及學術教學的歷練，漫長的三十八年洗禮，更是自許有這個責任義務，依據科學資訊，加以澄清許多誤導的觀念，更期盼中國人的飲食文化，能夠建立更正確的自我保健意識，追求更美好的健康和生活品質，成為最健康的民族。

目錄

推薦序　為食品界、營養界及餐飲界搭起一座橋梁　002
文長安　輔仁大學食品科學研究所、餐旅管理系兼任講師、前衛生福利部食品 藥物管理署技正
一本掃除營養迷思的教戰手冊　005
吳成文　中央研究院院士、國家衛生研究院創院院長、陽明大學特聘講座
推薦語　陳榮隆／黃秀華／蔡玲貞／潘懷宗／蕭慧美／謝宜芳　008
自序　吃對三餐才是真正的預防醫學　012

CHAPTER 1
碳水化合物篇

①吃澱粉含量高的食物容易發胖？020
②褐色麵包就是全麥麵包？025
③冷飯熱量比較低？031
④蜂蜜吃再多也不會發胖？034
⑤紅糖或黑糖的營養價值比白糖高？037
⑥高果糖玉米糖漿是果糖，有益健康？040
⑦喝牛奶會腹瀉，再也不能喝牛奶？045
⑧代糖不是糖，吃了不會發胖？048

CHAPTER 2
蛋白質篇

①吃肉可以有效減肥？052
②練肌肉要飲用乳清蛋白粉？058
③吃雞蛋會導致膽固醇過高？060
④年紀大了必須少吃肉？064
⑤黃豆富含植物雌激素，多吃容易引發乳腺癌？068
⑥吃素健康更有保障？072
⑦飯後吃香蕉可幫助消化？076
⑧多吃蹄筋、豬腳、和白木耳，可增加膠原蛋白？078

CHAPTER 3
油脂篇

①吃油不健康？082
②橄欖油和葡萄籽油都是健康油？088
③乳瑪琳是植物性奶油，較動物油健康？093
④多吃紅色肉類補血？097
⑤膽固醇是高血脂症的元凶？099
⑥全脂鮮奶較低脂奶和脱脂奶有營養？105

CHAPTER 4
維生素篇

①服用維他命，健康有保障？110
②大品牌的昂貴維他命，含有的營養更完整？114
③多吃胡蘿蔔可以預防近視？117
④多喝檸檬水補充維他命C有益無害？122
⑤晒太陽會罹患皮膚癌，能不晒就不晒？127
⑥火氣大要用保肝保健品？132
⑦水果應該在飯前還是飯後吃？135

CHAPTER 5
礦物質篇

①礦泉水可以補充礦物質？140
②脱水時只要補充大量的水分？144
③運動之後必須喝運動飲料嗎？148
④腹瀉只吃白稀飯就可以了？150
⑤貧血時多補充鐵，越多越好？152
⑥多喝牛奶可以預防骨質疏鬆？155

CHAPTER 6
健康篇

①現代人較健康長壽？160
②精神健康和飲食沒有關係？163
③只要吃對食物就可以確保健康？168
④讓孩子用刀、湯匙、叉子進食，比較方便？175
⑤越貴重稀少食物越營養？178
⑥現代人只有營養過剩，沒有營養不良的問題？181
⑦依人體組織中營養素所占的比例，所以要把飲食金字

塔倒過來吃？186
⑧腸道是消化系統，與免疫系統無關？189

CHAPTER 7
生活保健篇

①鹼性水可以調節體內的酸鹼度，有益健康？198
②提神飲料可以消除疲勞、補充能量？201
③吃甜食可以改善心情？203
④睡前喝酒有助於睡眠？205
⑤睡前吃宵夜只需擔心變胖？209
⑥瘦的人想增重，可以愛吃什麼就吃什麼？212
⑦啤酒肚是喝太多啤酒？214
⑧標示無糖和無脂肪的食品，就代表不含熱量？217

CHAPTER 8
疾病保健篇

①血糖高就是罹患糖尿病？220
②罹患糖尿病，白米飯都不能吃？225
③高血壓患者需要減少鹽的攝取，反之低血壓的人多吃鹽可以改善血壓低嗎？227
④結石患者不能攝取鈣？229
⑤年紀大容易骨折，是因為身體老化後骨骼硬化？234
⑥三分之二罹患癌症大都是運氣不好？240
⑦阿茲海默症是種老化現象，無法預防？243

CHAPTER 1

碳水化合物篇

Q

吃澱粉含量高的食物容易發胖？

褐色麵包就是全麥麵包？

冷飯熱量比較低？

蜂蜜吃再多也不會發胖？

紅糖或黑糖的營養價值比白糖高？

高果糖玉米糖漿是果糖，有益健康？

喝牛奶會腹瀉，再也不能喝牛奶？

代糖不是糖，吃了不會發胖？

01 吃澱粉含量高的食物容易發胖？

A-1

澱粉是多醣的一種，是否會導致肥胖，必須依據醣類的構造，以及其對血糖起伏的影響而定。

原來如此

首先讓我們從認識醣類開始，碳水化合物就是醣，依構造可分為「單醣」、「雙醣」以及「多醣」，分別如下：

- 單醣：最基本的醣類，如葡萄糖、半乳糖、和果糖。
- 雙醣：含有兩個單醣，如乳糖、蔗糖，和麥芽糖，乳糖由一分子葡萄糖和一分子半乳糖構成。蔗糖是由一分子葡萄糖和一分子果糖構成。麥芽糖含有兩分子葡萄糖。

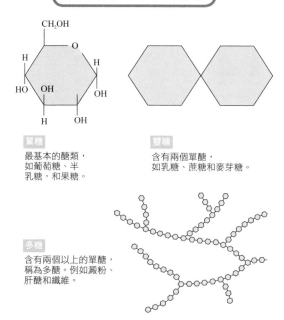

單醣、雙醣、多醣的構造

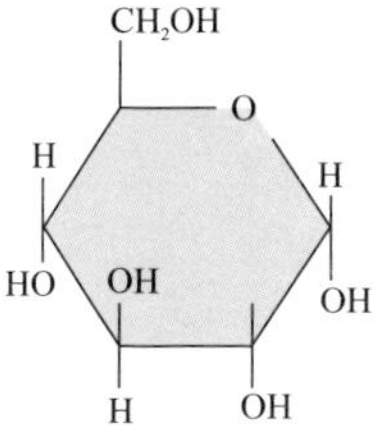

單糖

最基本的醣類，如葡萄糖、半乳糖，和果糖。

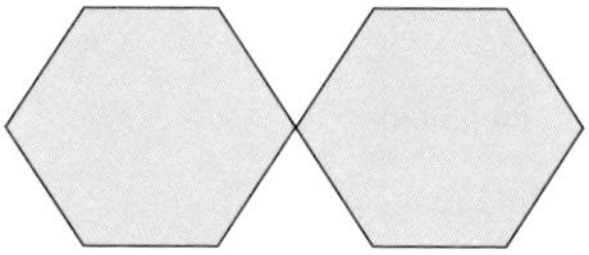

雙糖

含有兩個單醣，如乳糖、蔗糖和麥芽糖。

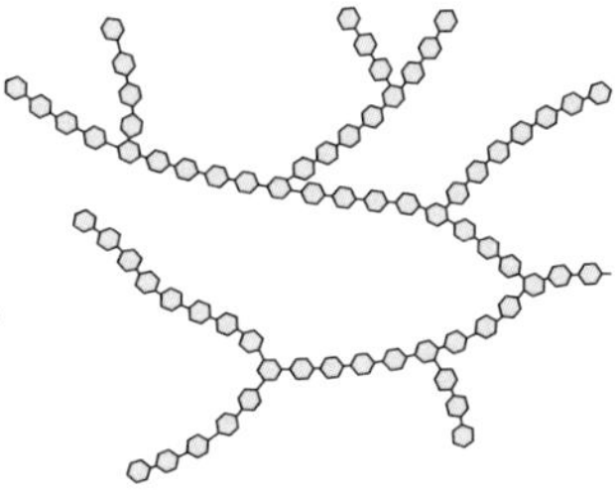

多糖

含有兩個以上的單醣，稱為多醣。例如澱粉、肝醣和纖維。

・多醣：含有多於兩個以上的單醣則稱為多醣，例如澱粉、肝醣和纖維。

因為人體只能直接吸收葡萄糖，因此雙醣、多醣都必須經過分解，轉換成葡萄糖，才能被人體加以吸收和利用。人體血液中的葡萄糖經胰島素的作用，則會轉變成肝醣和脂肪儲存在體內，當身體熱量不足時，隨時供應生理所需。

呈現在血液中的葡萄糖濃度就是所謂的血糖濃度，食物中所含醣的構造，會直接

升糖指數和體脂肪的形成

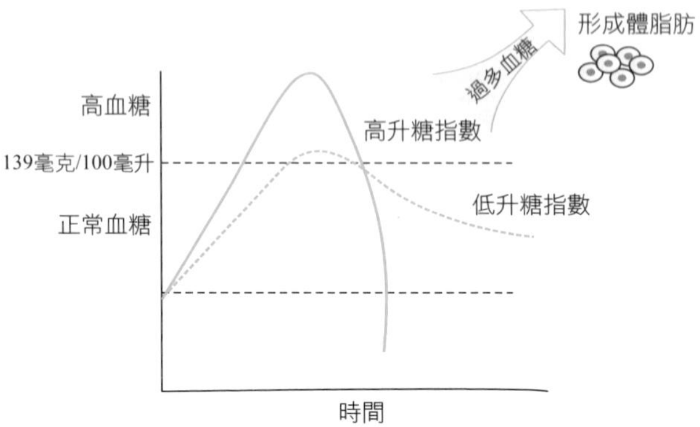

影響血糖濃度上升的快慢。醣的構造越簡單，身體越容易吸收，血糖上升就會比較快；相對構造複雜的醣，在消化系統中需費一番工夫才能將其轉換成葡萄糖，血糖上升的速度就會比較慢。依據血糖上升的快慢，可將食物分類為高升糖、中升糖以及低升糖等不同程度的指數。

我們平日的澱粉攝取來源，如糖、白麵粉、白米飯皆屬於高升糖食物，也就是攝取之後，血糖會在短時間內明顯上升，為了讓血糖恢復正常，身體會大量分泌胰島素，將葡萄糖轉換成脂肪，雖然血糖平穩了，但也導致脂肪累積，造成肥胖。相對於白米飯，含皮的馬鈴薯、糙米等雖也屬於澱粉類食物，然而這些未經加工的天然食物，因為不容易快速被吸收，所以升糖指數較低，再加上含有天然的膳食纖維，屬於不容易發胖的澱粉食材。

由此可知，含有澱粉的食物並不完全會導致過度肥胖或是不健康，而是精碾的澱粉食物讓醣類變得容易吸收，過剩時轉化成脂肪堆積體內，尤其是添加了大量油脂製成的澱粉類食物，如糕點、油條、薯條等，更是多吃多胖。

跟著營養專家這樣做：

日常飲食應減少攝取高升糖食物，增加低升糖食物。食用五穀根莖類等澱粉含量較高的食物時，選擇全穀或是可以連皮一起食用的種類，如馬鈴薯、地瓜，這些根莖類食物的皮含有豐富的

低升糖指數食物 VS 高升糖指數食物

	低升糖指數食物	高升糖指數食物
食物種類	含皮的馬鈴薯、地瓜、糙米、全麥。	白麵條、麵包、白米飯。
加工程度	保留食物天然樣貌。	加工處理去除粗糙部分。
營養成分	澱粉、纖維及維生素 E、B1、B2。	澱粉。
食用建議	增加攝取。	適量。

營養素及纖維，食用時建議連皮一起吃。在烹調之前可用小刷子將馬鈴薯或地瓜的皮刷乾淨。

以糙米或五穀雜糧取代白米，或是在白米中添加黃豆、黑豆、紅豆，也是一種不錯的方法，豆類不僅可以增加纖維含量，更可以增加蛋白質營養價值。

若是要食用升糖指數高的食物，例如白麵條、麵包、白米飯，可以在同一餐當中增加低升糖的蔬菜或豆莢類，以緩和高升糖食物對血糖的影響，讓血糖上升較平緩而不是呈現大幅度升降。

02：褐色麵包就是全麥麵包？

A-2
全麥麵包一定是褐色的，但褐色麵包未必是全麥麵包。

原來如此：

全麥是全穀類的一種，全穀是指必須具有完整穀粒的每一部分，即使穀物經由爆裂、壓碎、軋、壓榨、或煮的處理後，仍然具有整粒穀物原有的麩皮、胚芽及胚乳三部分。而全麥麵包則是指用完整穀粒磨成的粉所製成的麵包。

一顆穀粒可以分為胚乳、胚芽和麩皮三個部分，其精華在於胚芽和麩皮（介於稻殼與米粒間的薄皮）。採收之後稻殼經過脫殼變成糙米，去掉麩皮部分，則稱為胚芽米，完全去掉麩皮及胚芽，僅剩胚乳的部分，即是日常飲食中的精碾白米。每粒精碾白米都缺了一個角，那就是原本胚芽的位置。小麥在經過精

全穀類

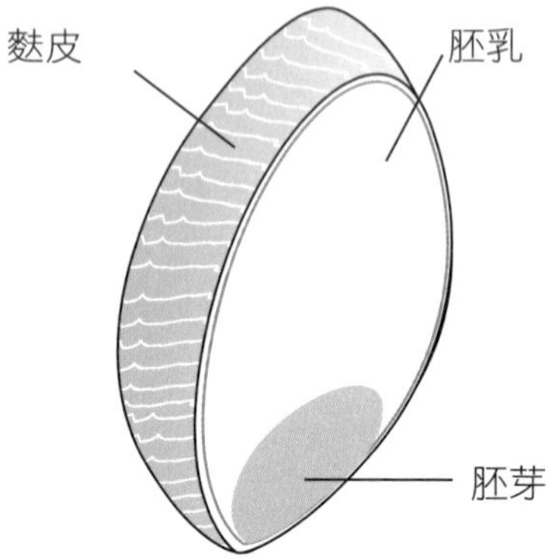

全穀類＝胚乳＋胚芽＋麩皮

碾的過程之後，將胚乳的部分進一步碾磨，就成為麵粉製品以及烘培所使用的白麵粉。

精碾後的穀類，雖然口感較佳，但去除的麩皮與胚芽，卻是一粒稻穀的營養精華。麩皮部分含豐富可溶性纖維，胚芽含有豐富的維生素B1、B2、菸鹼酸、及維生素E、微量元素鈣、鐵、鋅、硒等，雖然麩皮和胚芽的重量只占整粒全穀的三%，但所含營養素卻占全穀粒的六十六%。胚乳占穀粒重量九十二%，其所提供的營養素卻只占五%，主要成分為澱粉及極少量的蛋白質。

★以精製穀類為主食導致營養不良

精碾麵粉或白米是亞裔的傳統主食，也是熱量的主要來源，其主要營養成分是澱粉，所以大量食用而沒有配合纖維量高的食物，會使血糖快速上升下滑，致使血糖呈上下大幅度震盪，除此之外，也存在維生素和纖維不足的問題。

十九世紀物質極為缺乏的大環境下，一般民眾的飲食中蛋、奶、及肉類攝取不足，而以精白米為主要食物來源的日本人，曾因為體內沒有足夠的維生素B1（硫胺素），而引起心臟衰竭及神經系統病變，導致腳氣病大流行。而纖維在維護正常的血糖、膽固醇，及排除廢物上，扮演著非常重要的角色，是維持健康不可缺的重要營養素之一。因此近年來營養專家不斷建議大眾，無論哪一個年齡層，多攝取糙米、半糙米、或全穀類以預防慢性病的演成。常見的全穀類有大麥、蕎麥、玉米、爆米花、小米、燕麥、燕麥片、藜麥、糙米和各種有色米、黑麥、高粱、小黑麥、小麥和野生稻。

★全麥的定義

全麥只是全穀類中的一種，每個國家相關機構對全麥麵粉有不同的定義，在加拿大，全麥麵粉必須含九十五%以上的全麥成分，全穀麵粉含百分百全麥成分。在美國全穀麵粉和全麥麵粉是一樣的，全穀產品所含全穀成分未達配方總重量五十一%以上，不得宣稱為全穀產品，僅能以「本產品部分原料使用全穀粉原料製作」，或「本產品含部分全穀粉」等方式標示。至於全穀原料粉，其內容物必須百分百為全穀，才可宣稱為全穀原料粉。

跟著營養專家這樣做：

因為小麥胚芽成本高，所以坊間標榜全麥或小麥胚芽麵粉的產品，大多以麵粉加麩皮的方式重組，為了使這類麵包的顏色接近真正的全穀麵包，有些商家會添加焦糖色素。

那麼如何判斷市售全穀或全麥產品是否真的為「全穀類產品」呢？我們可以

從視覺與重量來判斷。首先用眼睛觀察，產品所含穀粒的多少以及粗糙程度；用手秤秤看重量，全穀麵包必定有相當的重量，絕不可能是輕、軟、鬆、彈的質感狀態。

此外，標示「雜糧、多穀、十穀」等字樣並不一定就等於全穀，如市售餅乾若出現「雜糧、多穀、十穀」等字樣，或直接標示「XX雜糧餅乾」，容易讓大眾誤會及混淆，以為是健康的全穀製品，在選購時必須看清楚內容物標示。而且許多雜糧餅乾為了改善口感，會添加不健康的反式脂肪、氫化油、和過量的糖，這點不可忽視。

各種穀類營養對照

品項	構造	營養價值
糙米	全穀類產品，包含麩皮、胚芽、胚乳。	高纖、高營養，保留完整的稻米營養成分，營養價值較白米高。
胚芽米	去除麩皮，僅包含胚芽及胚乳部分。	胚芽含有豐富的維生素B1、B2、B6、E，但含有纖維的麩皮已完全被刨除，營養成分介於糙米跟白米之間。
白米	麩皮與胚芽全去除，僅留胚乳。	精碾過的白米雖然口感較佳，但富含纖維與維生素的部分已去除，營養價值較低。
糯米	澱粉構造比例異於白米，分解上比白米稍微困難一點。同樣麩皮與胚芽全去除，僅留胚乳。	營養素和一般白米相似，纖維與維生素的部分已去除，僅留胚乳部分。
紫米（或稱黑糯米）	和糙米相似是全穀類，包含麩皮、胚芽、胚乳。	營養成分上和糙米接近。黑糯米的維生素B群及鐵質略高於糙米，其含有花青素但僅在纖維外殼，內部胚乳部分仍然是白色，剝開內部如果仍然是黑的，那就不是真的黑糯米。
五穀米、十穀米	並非特定的「五」或「十」穀，而是一種通稱，可能摻合豆類、麥類、穀類、高粱、蕎麥、小米、黑糯米、薏仁、糙米等全穀類的雜糧。	營養成分得依混合的穀米種類及比例而異，種類越多越好，在營養成分上更完整。

A-3 冷飯有較多的抗性澱粉，有助於改善血糖，控制體重，但緩和血糖的起伏，吃冷飯不是唯一的方法。

原來如此：

穀物、馬鈴薯、地瓜等許多植物性食物中含有豐富的澱粉，也就是碳水化合物。其構造是由許多葡萄糖形成長鏈的多醣，必須經由口腔和小腸分泌消化酶，將澱粉分解成葡萄糖，人體才能進一步吸收利用。但不是所有的多醣或澱粉都可以被分解，例如纖維和抗性澱粉。

抗性澱粉有四種類型，可以同時共存於一種食物當中，分別為：

．第一類型抗性澱粉：存在穀物、種子和豆科植物中，具抗消化性，也就是人體小腸無法分泌消化酵素，加以分解、吸收抗性澱粉，因為其結合在纖維細胞壁內。

‧第二類型抗性澱粉：存在生的馬鈴薯和綠色未熟成的香蕉內，當香蕉在變黃的熟成過程中，會將抗性澱粉轉化為人體容易消化、吸收的澱粉。

‧第三類型抗性澱粉：某些含澱粉的食物包括馬鈴薯和米，在加熱過程中，此類抗性澱粉的比例會減少，反之當米飯再度冷卻時，抗性澱粉會再轉化回去而增加。

‧第四類型抗性澱粉：是通過化學處理所形成的人造抗性澱粉，也就是某些經過加工處理的米，使其在消化系統內的消化吸收率較低。

抗性澱粉因為難被吸收消化，所以不會使血糖快速升降，同時是腸道內益生菌喜愛的食物，簡單的說，抗性澱粉功能類似於可溶性纖維，因此近年來受食品工業大力吹捧，認為有助於改善血糖和體重管理。

跟著營養專家這樣做：

雖然熱騰騰的白米飯和馬鈴薯，以及呈現黑色斑點的熟成香蕉所含的抗性澱粉量較少，較易消化吸收導致血糖上升。然而要控制食物對血糖的影響，不一定要吃冷的米飯，只需在享受熱的白米飯和馬鈴薯的同時，同時攝取含纖維豐富的蔬菜、豆莢、和全穀類，仍然可以增加抗性澱粉的攝取，緩和血糖起伏。

04：蜂蜜吃再多也不會發胖？

A-4 蜂蜜也是糖的一種，具有熱量，食用過多必然會使體重上升。

原來如此：

蜂蜜是一種天然產品，來自蜜蜂採集各種植物花卉的花粉，釀成含糖量豐富的流質花蜜，因此含有特殊風味，極受人喜愛。蜂蜜的主要成分和精製糖或蔗糖一樣，含有兩種單醣（果糖和葡萄糖各一），蜂蜜不同於蔗糖，兩個單醣是分開獨立存在，蔗糖內兩個單醣是結合在一起。蜂蜜的成分為三十八．二%果糖、三十一%葡萄糖、和十七%水分；而一般精製糖或蔗糖都含五十%葡萄糖和五十%果糖。不論是哪一種糖，都必須分解、轉化成葡萄糖，才能被人體加以利用。過量攝取任何一種糖都會變成體脂肪囤積在體內，長期累積有損健康，造成肥胖。

一茶匙精製糖或蔗糖（四公克）大約有十六卡熱量，一茶匙蜂蜜（七公克，只有五．五公克是糖）大約有二十二卡的熱量。單從數字上來看蜂蜜的熱量較高，但因為它的甜度及稠度較大，在用量上會比較少，再加上蜂蜜是天然甜味劑，含有多種礦物質，如鈣、鎂、鉀、鈉、氯、磷酸鹽、硫、和鐵。並含有微量的維生素B1、B2、B3、B5、B6、和維生素C，以及膽鹼。相較於精製糖，營養較為豐富。

跟著營養專家這樣做：

使用蜂蜜時最好用量匙或茶匙控制食用量，不要隨意倒入食物或飲料中。各種糖的總攝取建議量一天不得超過五～九茶匙，但因為許多加工食品或外食餐點已經添加了不少的糖，無形中導致攝取量超過，研究顯示現代人每日糖的攝取量，平均高達二十二茶匙。

不少父母或長輩經常會讓新生嬰兒食用蜂蜜。但營養及醫學界建議，絕不要給一歲以下的嬰兒食用蜂蜜，由於蜂蜜中存在的細菌孢子很難去除，這些細菌孢子對一歲以上兒童和成年人不會造成傷害，但十二個月以下幼兒的胃腸道尚未成熟，來自這種細菌的肉毒桿菌毒素（Clostridium botulinum）會導致中毒。嬰兒肉毒桿菌中毒的症狀包括便祕、哭聲微弱、和肌肉無力，當嬰兒食用蜂蜜而有這些症狀出現時，要及時接受治療。

05 Q：紅糖或黑糖的營養價值比白糖高？

A-5 不論是白糖、砂糖、紅糖或黑糖構造上都一樣，是由甘蔗而來，然而因為精製程度不一，所以礦物質含量不同。

原來如此：

平日添加在咖啡或甜品中的黃砂糖或白糖，都是以甘蔗或甜菜為原料煉製而成。不論那種糖一公克所提供的熱量均相同為四大卡，只是精製程度的不同，顏色越深礦物質含量越多，然而這些礦物質含量極低，對人體的影響其實不大。

★各種蔗糖介紹

冰糖、白砂糖

是精製過的糖，蔗糖含量高，冰糖的蔗糖含量最高，超過九十九．九％；白砂糖純度可達九十九·六%以上。但相對的，所含的礦物質也是最少。

黃砂糖

是甘蔗壓碾出來的蜜汁經加熱、攪拌、濃縮、冷卻、凝固而成的塊狀粗糖。因含有少量有機物與礦物質而稍有顏色。含九十五%左右的蔗糖。

紅糖

甘蔗壓碾出來的蜜汁熬煮的時間越久，顏色會越深，帶有一股類似焦糖的特殊風味。含蔗糖的成分與黃砂糖一樣為九十五%。

黑糖

未完全精煉過，顏色最深，精製度較低，含蔗糖量也較低，且保有較多的礦物質及有機物，例如鈣、鉀、鐵、維生素C和B群。

★喝黑糖水可以預防腳抽筋？

黑糖含有極少量的鈣，所以坊間有傳言，喝黑糖水可以緩解腳抽筋。然而黑糖的礦物質含量極少，換言之黑糖水其實就是空有熱量的糖水，並不含足夠的其他營養素，預防腳抽筋的效果不大。要預防腳抽筋，應該是攝取其他富含鈣質的食物，例如牛奶、乳製品、沙丁魚等，效果會比較好。

跟著營養專家這樣做：

純度高的白糖及冰糖甜度稍低，適用於咖啡或紅茶；黑糖具有特殊風味及水分，適合烹調或烘烤甜點；黃砂糖常用於一般烹調。雖然這些糖能為日常飲食增添甜味，但它們除了熱量，基本上不能提供任何必須營養素，即使黑糖含有微量礦物質，但也因為含量太少而微不足道。而且蔗糖屬於雙醣，構造簡單身體容易吸收，會造成血糖上下波動大，長期食用對身體有許多不良影響。

再者，以往精製糖來自甘蔗或甜菜，而今大部分精製糖來自甜菜，許多甜菜是基因改造作物，最好選擇來自甘蔗的精製糖。

Q06：高果糖玉米糖漿是果糖，有益健康？

A-6

高果糖玉米糖漿不同於水果中的果糖，長期食用會導致體內發炎，進而演變成心臟疾病、肥胖、蛀牙等慢性疾病。

原來如此：

近三十年來，高果糖玉米糖漿被廣泛添加在各種甜的飲料及加工食品中。這種液態透明的果糖，因為甜度高、價格便宜、穩定度好，所以被大量使用在汽水、冰紅茶、冰咖啡、蘇打飲料、果汁和各種手搖飲料之中，取代一般食用糖，成為最普及的甜味替代品。

高果糖玉米糖漿（High Fructose Corn Syrup），是以酸或酵素將玉米澱粉分解所製成的「人工糖」，依分解的程度不同，甜度也有所不相同。一般的蔗糖是由果糖（五十％）和葡萄糖（五十％）結合而成的雙醣；高果糖玉米糖漿成分是果糖（五十五％），與葡萄糖（四十五％），兩者以單醣的形式分開存在。單醣因為構造簡單，可以很快被身體吸收，造成血糖波動，也因此高果糖玉米糖漿由單醣分開組成的特性，所帶來的健康風險會高於蔗糖。

而且高果糖玉米糖漿所含有的果糖量較高，因此無形中會攝入較多的果糖。果糖必須先由肝臟轉換成脂肪或肝醣，才能更進一步成為熱量來源，過量的果糖攝取會增加肝臟和腹部的脂肪堆積。

根據統計，正常成人一年的高果糖玉米糖漿平均攝取量，若由零增加為六十磅，罹患肥胖的機率將增加三倍，糖尿病罹患率則增加七倍以上。

雖然高果糖玉米糖漿不是唯一導致肥胖、心臟血管疾病的肇因，但其關聯性不可忽略。即使沒有大量使用高果糖玉米糖漿，也會增加心臟疾病、肥胖、第二型糖尿病、癌症、失憶、肝臟衰竭、蛀牙等的罹患率。甚至會引發胰島素阻抗——由於血液中長期血糖過高，導致製造胰島素的細胞疲乏，致使體內無法維持正常血糖濃度，終致新陳代謝異常。高果糖玉米糖漿還會增加晚期糖基化終產物（AGEs），這是種有害物質可能對細胞造成傷害、加速老化，甚至在體內發炎而引發尿酸過高的痛風。

此外，高果糖玉米糖漿在化學處理的過程中，會使用氯鹼（Chloralkai），這是一種含有極大毒性的重金屬汞，偶爾攝取問題可能不大，但是美國人對高果糖玉米糖漿的攝取量平均一天為二十茶匙，青少年甚至高達三十四茶匙。

跟著營養專家這樣做：

盡量避免含有高果糖玉米糖漿的加工食品。高果糖玉米糖漿普遍存在含糖飲料以及各式甜品中，例如汽水、冰紅茶、冰咖啡、果汁、洋芋片、袋裝包裝的零食、各式糖果、水果罐頭、果醬、糖漿、烘焙配料和市售配好的蛋糕粉或餅乾烘焙粉。

研究證實含高果糖玉米糖漿的加工食品或飲料，除了含來自糖的空熱量之外，基本上也是品質極差的食品，對健康的負面影響極大，若是要使用糖來滿足對甜味的需求，務必採用真正的蔗糖，遠離高果糖玉米糖漿。

以往果糖主要來源為水果，但吃水果對人體卻不會造成太大的負擔，原因在於，從水果攝取的果糖量並不多，而且水果除了果糖之外，同時還含有豐富的纖維、抗氧化劑、和各種微量營養素。因此相較於高果糖玉米糖漿、各種食用糖，水果還是比較優良的甜食。但不論如何，攝取過量的果糖會轉變成體脂肪堆積在腹部，建議減少食用果汁和乾燥水果，例如葡萄乾、芒果乾、龍眼乾、柿餅等。這些加工食品不僅因為壓榨或脫水後，碳水化合物的總量增加，且製作過程中可能會添加額外的糖和各種添加劑。

各種糖類比較分析

類別	葡萄糖	乳糖	蔗糖	果糖	高果糖玉米糖漿	蜂蜜
成分	單醣，人體直接利用。	葡萄糖、半乳糖。	葡萄糖 50%、果糖 50%。	單醣的一種。	玉米澱粉發酵而來；葡萄糖 45%、果糖 55%。	葡萄糖 52%、果糖 48%。
來源		乳品。	蔗糖、甜菜。	水果、果汁和乾燥水果。	各種市售含糖飲料、糖漿、加工食品。	蜂蜜。
相對甜度	74.3	16	100	150~170	100	97
熱量 / 克 / 茶匙		4 卡 / 克，不單獨存在食物中。	16 卡 /4 克 / 茶匙。	4 卡 / 克，不單獨存在食物中。	19 卡 /6.7 克 / 茶匙。	22 卡 /7 克 / 茶匙。
升糖指數	100	90	60	15	62	75

07 Q：喝牛奶會腹瀉，再也不能喝牛奶？

A-7

喝牛奶會腹瀉大都是因為乳糖不耐，只需將牛奶中的乳糖加以處理，就可以改善。

原來如此：

牛奶中含有乳糖，它是由半乳糖與葡萄糖各一所組成的雙醣，因為人體只能吸收、利用葡萄糖，所以喝下牛奶後，小腸絨毛細胞會分泌一種叫做乳糖酶的酵素，將乳糖分解成兩種單醣（半乳糖和葡萄糖）。當小腸無法分泌足夠的乳糖酶，致使乳糖無法在短時間內，進一步被分解成身體可以利用的單醣，而出現脹氣、腹瀉和脫水的症狀。因此喝牛奶會腹瀉的狀況，在醫學上的正確說法應該是「乳糖不耐症」，而不是坊間誤用的「牛奶過敏」。

乳糖不耐症分為先天性跟後天性，後天性小腸內分泌乳糖酶的量不足，有可能是因為不常喝牛奶，乳糖的攝取少，體內分泌乳糖酶的量因此日漸減少。另外，隨著年齡增長，乳糖酶的分泌量也有可能自然遞減。

這種「乳糖不耐症」的現象，在亞洲人和非裔族群裡極為普遍，很多人因此不敢飲用牛奶。其實有乳糖不耐症的人並不是完全不能喝牛奶，最忌諱的是短時間內飲入大量牛奶，而小腸絨毛細胞來不及分泌、供應足夠的乳糖酶，才會出現不適症狀。

跟著營養專家這樣做：

有「乳糖不耐症」並不代表示完全不能喝牛奶，透過以下方法，可以幫助您改善症狀，安心享用牛奶：

少量多次飲用

試著由每次喝少量或稀釋的牛奶，其後將飲用的次數和量漸漸增加，將乳糖酶分泌量慢慢誘導出來。

加熱牛奶

利用加熱的方法將乳糖分解成單醣，例如調製拿鐵咖啡，經過蒸氣高溫加熱過的牛奶，或用熱水冲泡奶粉所調出的牛奶，都可以將乳糖分解成為單醣。

購買 Lactaid 無乳糖牛奶

Lactaid 牛奶是一種美國品牌的牛奶，本款牛奶已經加酵素將乳糖分解、處理過。（本產品在臺灣雖不普遍但仍可購買得到）。

Q08：代糖不是糖，吃了不會發胖？

A-8

代糖雖然不是糖不含熱量，但長期食用代糖的人，體重也會增加。

原來如此：

代糖是一種人工甜味劑，可添加在食物中使其具有甜味，特色是熱量極低或無熱量。代糖最具代表性的產品是阿斯巴甜（Aspartame），比起蔗糖，它不僅能釋放出一五〇～二〇〇倍左右的甜味，而且幾乎沒有熱量，許多廠商為了讓無糖飲料口感更佳，而將代糖廣泛使用在各種產品中，例如標榜低熱量的可樂或減糖的果汁。

高甜度但無熱量，這麼聽起來代糖簡直是減肥聖品，但真的有這麼好的事嗎？儘管代糖在無熱量上相當吸引人，但也和蔗糖一樣，會讓人體對甜味成癮，一旦習慣甜味，要戒掉就很困難。研究證實人體攝取太多代糖，只是暫時瞞騙自己的味蕾，但大腦並沒有飽足感，反而因此吃下更多不健康食物以滿足需求，攝入許多額外熱量，導致越吃越胖。

也有研究證實，代糖會干擾中樞神經，尤其是正在建立味覺、口感的幼童更應盡量避免。甚至於阿斯巴甜代糖雖是美國食品藥物管理局（FDA）或許多國家批准合法的人工甜味劑，卻仍有致癌的爭議。

跟著營養專家這樣做：

為了長遠的健康著想，建議大家還是遠離代糖製品，尤其是阿斯巴甜（Aspartame）、三氯蔗糖（例如Splenda）、安賽蜜K（ACEK）和糖精（Saccharine）這四種。站在正確保健立場，為了減肥用代糖滿足對甜味的欲望，這樣的作法可說是本末倒置。

若要滿足對甜味的慾望，可以採用甜菊（Stevia），這不是化學合成，而是由天然植物粹取出來的甜味劑。

CHAPTER 2

蛋白質篇

Q

吃肉可以有效減肥？

練肌肉要飲用乳清蛋白粉？

吃雞蛋會導致膽固醇過高？

年紀大了必須少吃肉？

黃豆富含植物雌激素，多吃容易引發乳腺癌？

吃素健康更有保障？

飯後吃香蕉可幫助消化？

多吃蹄筋、豬腳、和白木耳，可增加膠原蛋白？

Q01：吃肉可以有效減肥？

A-1

吃肉減肥法，是利用酮生成的生理代謝原理來減重，此法雖然可以燃燒部分體脂，看似有效，但對身體會造成極大的傷害，而且還會導致脫水，減掉的有一大部分是細胞組織內的水分。

原來如此：

曾經風行於美國的阿特金斯飲食法（The Atkins Diet），是一種僅吃含高蛋白、高脂肪的肉類，攝取極少量碳水化合物（不能超過二十公克）為訴求的減肥方式，雖然有不少個案顯示這種減肥法可以快速減重，效果明顯，但它對健康卻潛藏著相當的危險性。

人體最主要的熱量來源之一是葡萄糖，每日飲食中必須有一三〇公克碳水化合物，當飲食中的碳水化合物低於一百公克以下，生理代謝會轉向燃燒體內的肝醣。肌肉中的肝醣存量有三五〇～四百公克，肝臟則為五十～一二〇公克，當體內所有肝醣被耗盡時，生理上就會轉向燃燒脂肪產生酮體，替代葡萄糖成為熱量來源，以供應腦細胞與身體生理需求——這個過程被稱為酮症。

阿特金斯飲食法就是最典型的吃肉減肥法，其飲食規則之一，在開始進行吃肉減肥法的兩週內，碳水化合物的攝取量不能超過二十公克。吃大量的肉，也就是攝取高量蛋白質和油脂，同時僅攝取極少量碳水化合物，致使體內產生酮體以做為熱量來源。

吃肉減肥在短期內或許可以看到明顯減重效果，這是因為部分脂肪被燃燒生成酮體，但體內生成大量的酮體是一件很危險的事，它會改變血液的化學平衡，導致生理代謝上呈現酮中毒，所以需要喝大量的水將其經由腎臟尿液排出。當酮體排出體外時，同時也會帶走大量的水分，造成細胞脫水。

所以吃肉減肥法看似效果顯著，其實有一大部分減掉的不是「肥」，而是「水」。就算體重暫時性的下降，也會在短時間內反彈回來。顯而易見，這是相當危險的減重手法，絕不可取。

跟著營養專家這樣做：

「減重」不等於「減肥」，不當減重的人，常有瘦肥的情況（體脂肪比例高），若不是利用運動及正確飲食減重，即使體重磅數減少了，被減掉的通常不是脂肪，而是水分和體肌肉，骨質也可能流失。當回到日常的生活飲食習慣時，復胖的機率很高，而且復胖回來的都是體脂肪，絕不會是體肌肉，這就是所謂「溜溜球效應」的惡性循環。

因此想要減肥不復胖，先決條件是，一定要留意體脂肪是否降到理想範圍，以下介紹維持理想體重的兩大法則：

吃進體內的熱量，小於或等於身體消耗的熱量

吃進體內的熱量，在扣除「維持身體的基礎代謝」，及「正常器官功能的所需熱量」之後，必須呈零平衡狀態。若進入體內的熱量過剩，就會變成脂肪儲存在體內。反之熱量不足，體重就會減輕。

規律的運動

減重不但要減輕體重，還必須將體脂肪減到正常範圍內，才算減肥成功。運動是減除體脂肪的唯一方法。

世上沒有不勞而獲的事情，奉勸大家千萬不要輕易採信任何神奇的減肥餐。減少飲食中熱量的攝取，配合定期運動，養成良好生活習慣，缺少一項都無法讓身體遠離多餘的體脂肪。若非要冒險走捷徑採用吃肉減肥，也務必在專業的醫護及營養師的觀察監督下進行。

正常熱量代謝途徑

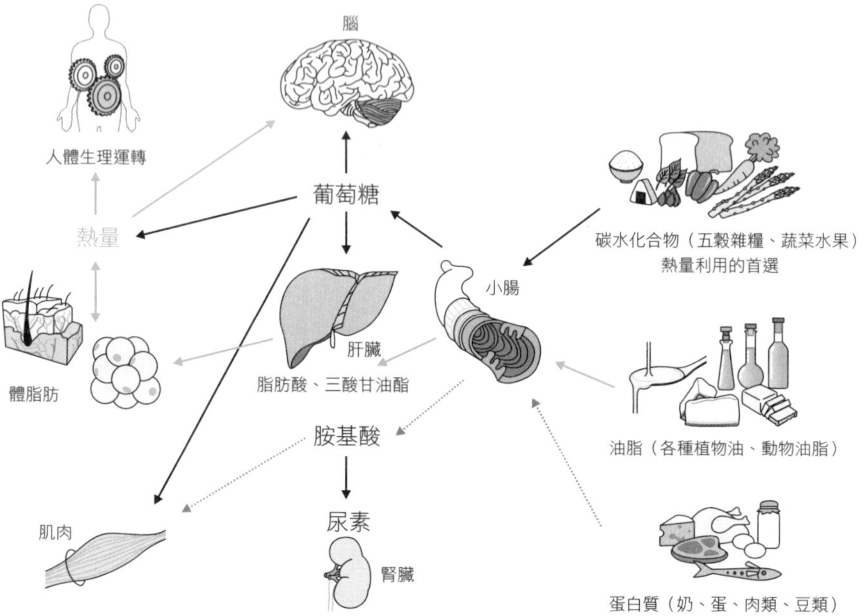

碳水化合物：人體的熱量來源主要來自於碳水化合物，它在人體會被轉化成葡萄糖，供應腦部，以及人體生理運轉的各種能量。過剩的葡萄糖，會轉化成脂肪與肝醣儲存起來，當身體熱量不足，肝醣與脂肪又會轉化為葡萄糖以供人體所需。

油脂：油脂進入體內後，會在小腸分解形成三酸甘油酯與脂肪酸，之後在肝臟變成脂肪貯存熱量，以供應人體日常生理運轉。若體內熱量過剩，也會形成脂肪貯存在體內。

蛋白質：蛋白質進入小腸分解之後，以小分子胺基酸吸收，由血液循環進入肝臟中重新組合成為人體的胺基酸，做為肌肉組成的原料。

酮生成途徑

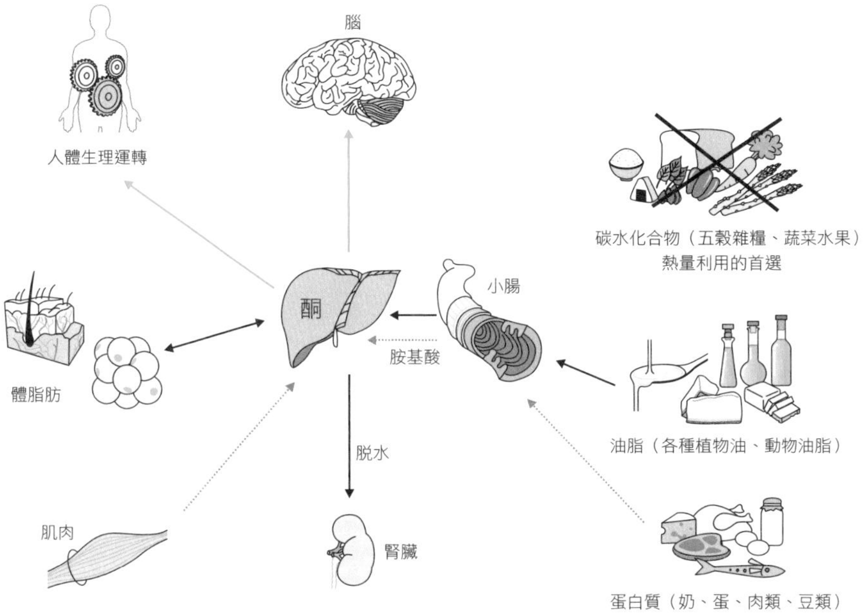

當沒有攝取最基本的碳水化合物，生理代謝會轉向燃燒肌肉、肝臟中的肝醣，當體內所有肝醣被耗盡時，生理上就會轉向燃燒脂肪產生酮體以替代葡萄糖，成為熱量來源以提供腦細胞與身體生理需求。

體內生成酮很危險，會導致脫水，改變血液的化學平衡，所以需要喝大量的水將其經由腎臟尿液排出。

Q02：練肌肉要飲用乳清蛋白粉？

A-2

乳清蛋白粉雖然可在短時間內促進肌肉生長，但攝取過量來源不明的胺基酸，代謝產物的肌酸會造成腎臟負擔，食用含蛋白質豐富的天然食物才是明智之舉。

原來如此：

健身者都想要一身飽滿結實的肌肉，想讓上手臂肌肉變粗變大，除了重量訓練外，蛋白質是形成肌肉不可缺少的原料。這是因為肌肉要增長，必須先透過鍛鍊破壞肌肉纖維，之後再補充蛋白質幫助肌肉修復，修復後的肌肉纖維才會變得比以往粗壯。所以有不少健身者，運動之後三十分鐘內會飲用乳清蛋白粉，目地就是為了長出碩大的肌肉。

雖說飲用乳清蛋白粉可以快速促進肌肉生長，然而乳清蛋白粉並不是真正的食物，它的原料來源不明，是工業合成產品，而且價格昂貴。現代人的飲食習慣本來就容易攝取過多的蛋白質，若是再不當使用高劑量的乳清蛋白粉，其代謝產物——肌酸會增加腎臟負擔，甚至導致腎臟衰竭。

跟著營養專家這樣做：

強度型運動（如重量訓練）搭配適度營養素，尤其要注意補充蛋白質，是鍛鍊肌肉的重要法則。鍛鍊之後，肌肉呈異化（分解）大於同化（合成）的狀態，所以在運動之後三十分鐘內攝取質優的蛋白質，可以讓肌肉修復時的肌肉合成量更加明顯。

同樣是花錢買蛋白質，不論是由經濟效應，或是從生理健康的角度，以及攝取真正食物所獲得的心理滿足來看，建議大家還是選擇真正含有豐富蛋白質的天然食物，如海鮮、蛋、乳製品、豆類、和瘦肉類，而不是價格昂貴，使用來路不明的原料，工業合成的乳清蛋白粉。

03 Q：吃雞蛋會導致膽固醇過高？

A-3 一天一個蛋並不會損害健康。

原來如此：

雞蛋經常和高膽固醇食物畫上等號，許多人擔心吃雞蛋，會導致各種因血脂、血清膽固醇高所引發的心臟血管病變。其實雞蛋中只有蛋黃的部分含有膽固醇，一個蛋黃含有的膽固醇量為一八五～二三〇毫克，一天飲食的膽固醇建議量為三百毫克，雞蛋僅占其中的六十二～七十七％。換言之，一天吃一顆雞蛋並不會造成食物膽固醇超標。

雞蛋含有非常豐富的營養素，別因為害怕血清膽固醇過高而放棄吃雞蛋。雞蛋所富含的營養素有：

雞蛋的膽固醇含量

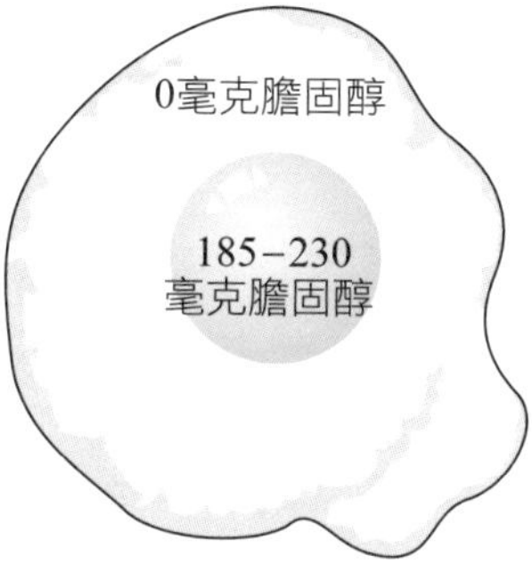

優質蛋白質

一個蛋含有六～七．五公克的高品質蛋白質，營養學上在評估食物蛋白質的利用率（生物價[1]）高低，是以雞蛋蛋白為對照標準。與其他富含優良蛋白質的食物如肉類、家禽和海鮮相較，雞蛋是最便宜的高品質蛋白質來源。

卵磷脂

蛋黃中含有的卵磷脂，可以提高「好」血清膽固醇，將「壞」血清膽固醇帶出血液系統，有益於血脂代謝。

葉黃素和玉米黃質

雞蛋中含有豐富的葉黃素和玉米黃質，這些都是有益於視網膜的抗氧化劑，能幫助預防眼部疾病如黃斑部病變和白內障等。

膽鹼

雞蛋中所含有的膽鹼，是合成乙醯膽鹼的重要物質，可以幫助大腦神經傳遞，有助提高記憶力。膽鹼是維生素B群中的一種，對肝功能、正常大腦發育、神經功能、肌肉運動，熱量運用有著密切關係。

維生素

雞蛋是少數含有維生素D的天然食物之一，維生素D可促進鈣質吸收、強健骨骼。

硫

蛋黃中含有硫，對於頭髮和指甲是必須的營養素。

跟著營養專家這樣做：

一天可以吃一個到一個半雞蛋，吃雞蛋時，建議蛋白和蛋黃一起吃，營養才會完整。並搭配其他不含膽固醇，如米飯、青菜、蔬果等植物性食物，總飲食膽固醇的攝取量就不會過量。動物性食物中所含的膽固醇稱之為飲食膽固醇，與血清膽固醇濃度（一百毫升血清中的膽固醇濃度稱之為血清膽固醇）相關性並非成正比。最顯而易見的例證，吃全素不吃蛋的人，即使飲食中沒有任何飲食膽固醇，但仍然可能會有血清膽固醇超標的問題。

另外有一點值得注意，所謂蛋的蛋白質利用率很高，指的是水煮蛋，滷蛋的蛋白質隨著滷的時間越長，破壞越大，而皮蛋的蛋白質利用率更是完全被破壞。

各種食物的蛋白質生物價

食物	蛋白質生物價	食物	蛋白質生物價
全蛋	100	花生	55
蛋白	88	碗豆	55
雞肉 / 火雞肉	79	全麥	49
魚	70	黃豆	47
瘦牛肉	69	全穀麥粒	43
牛奶	60	玉米	36
糙米	59	乾豆類	34
胚芽米	57	馬鈴薯	34
白米	56		

04Q：年紀大了必須少吃肉？

A-4

五十歲之後肢體肌肉量會明顯減少，必須攝取足夠的優質蛋白質，延緩肢體肌肉退化。

原來如此：

步入中年後，導致肢體肌肉衰退的原因很多，最顯著的原因是身體總蛋白質的量減少。全身蛋白質組織中，約有三十％會不斷進行分解和合成的互相轉換，七十歲時肌肉合成速率會下降到二十％或更少。我們的體肌肉每天都不斷的進行分解和合成，兩餐之間尤其是飢餓狀態時或重量訓練之後，肌肉分解率較高，反之進餐之後肌肉合成率會增加，若是攝取的蛋白質量和質都無法補足兩餐之間的肌肉分解，日復一日體內的肢體肌肉蛋白會持續流失。

年長者利用蛋白質合成肌肉的效率會比年輕人差，此外年長者普遍存在咀嚼和吞嚥食物較困難的問題，間接導致飲食中蛋白質攝取不足。再加上過去四十年間，營養、醫學及流行病學上不斷提出研究證據，顯示含蛋白質豐富的動物性食物因為含有較高的飽和脂肪酸和飲食膽固醇，會導致心血管疾病、肥胖、癌症等慢性疾病的形成，而這些慢性疾病普遍存在年長族群中，使得許多年長者試著減少肉類的攝取。

隨著年齡增長，肢體肌肉量降低是必然的現象，人體在三十歲左右之後，肢體肌肉每年大約會流失百分之一，這稱之為肌肉衰減症，會發生在所有年齡層，但在年長者較明顯。症狀包括肌肉強度和活動性下降、容易疲憊、身體機能變差，以及無意識中體重忽然減輕。不僅是年長且瘦弱的人會有肌肉衰減症，許多體重過重或肥胖的人也有這個問題，只是因為體脂肪多，在視覺上不易察覺。

肢體肌肉對身體的活動功能非常重要，從椅子上站起來、爬樓梯、提物品或抱孩子，都需要肢體肌肉來主導執行。對年長者而言腿部和腰部的肌肉尤其重要，倘若腰和腿肌肉有力，就不容易跌倒，也可以維持正常的活動力。

增加肢體肌肉量，最重要的是飲食中必須攝取足夠的蛋白質，同時要做增強

30 歲起肌肉每年約減少 1%

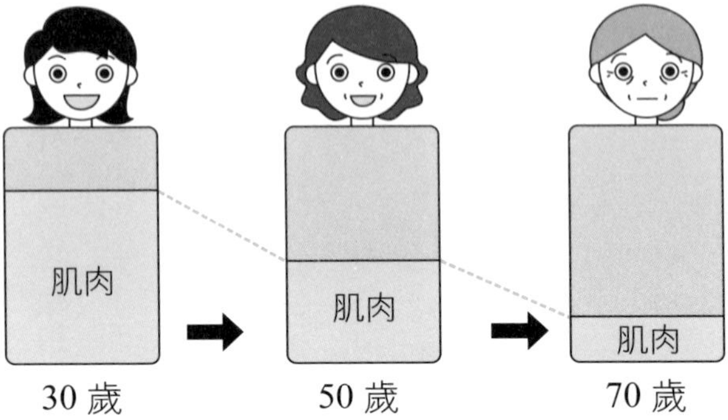

肌肉強度的運動。或許有人會問，為了增加蛋白質而多吃肉，會不會提高癌症、心血管疾病的風險，甚至對腎臟造成傷害？目前的研究仍然沒有直接因果關係加以證實，況且攝取的蛋白質只要是來自天然食物，而不是加工合成的產品，適當的攝取並不需要憂慮。

跟著營養專家這樣做：

老年人比年輕的成年人需要更多的蛋白質，建議六十歲以上的人，每日蛋白質的攝取量體重每磅為〇．五公克，或每公斤為一公克蛋白質，以維持肢體肌肉，保持應有的活動力。

需要控制體重的年長者，尤其是腹部堆

積了很多脂肪的中廣身材，飲食中需要減少的應該是飽和脂肪酸及構造簡單的碳水化合物，而不是蛋白質。而且攝取足量的蛋白質可以增加飽足感，就不會想要吃高糖、高脂肪的食物。

晚輩經常會送長輩甜的糕餅或點心來表達孝心，但以保健的角度來看，還是建議大家送天然的蛋白質食物。優質的動物性蛋白質來源如魚、海鮮，不僅含吸收利用率較高的蛋白質，且富含其他如鐵、維生素B12、葉酸、生物素等人體必須的營養素。

05Q：黃豆富含植物雌激素，多吃容易引發乳腺癌？

A-5 黃豆所含的植物雌激素，並不會促進女性罹患乳腺癌。

原來如此：

黃豆的營養素非常豐富，它不含飲食膽固醇，所含的蛋白質在人體中的利用率，在植物性食物中排首位，此外更含有豐富的植物雌激素（異黃酮）。對女性來說，婦科癌症及體內鈣流失的健康問題，都與雌激素的下降有直接關係。然而最常見的女性癌症——乳腺癌，是屬於激素依賴型的腫瘤，過量的雌激素會增加乳腺癌發生的機率，在女性乳腺癌罹患率不斷上升的當今，很容易讓人聯想，吃黃豆會造成人體內雌激素含量偏高，增加罹患乳腺癌機率。

豆製品中含有的大量異黃酮（Isoflavones），與人體內雌激素（Estrogen）

大豆異黃酮和雌激素構造極相似

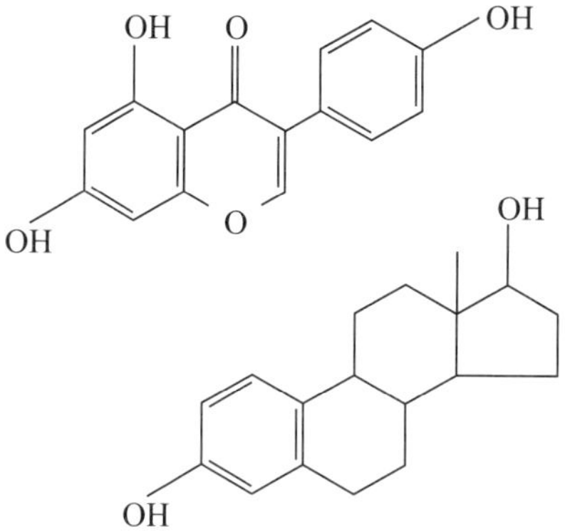

大豆異黃酮

雌激素

的構造極相似，所以被稱為植物雌激素，但在功能上完全不同。雌激素能在體內發揮作用，是因為有所謂的接受體，雌激素好比是一把鑰匙，正確的插入接受體的鎖孔才能夠啓動，構造類似的植物雌激素即使能插入鎖孔，不見得能夠完全開啓，甚至因占據了雌激素接受體位置，反而具有抗雌激素的保護作用。所以我們可以很肯定的說，黃豆的植物雌激素並不會促成女性乳腺癌。

亞洲地區飲食中黃豆攝取量較高，乳腺癌罹患率事實上較歐美地區低，同時女性罹患乳腺癌的復發和死亡風險也比較低，雖然如此，但目前尚沒有證據顯示黃豆可以防癌或致癌。

跟著營養專家這樣做：

黃豆和其製品含豐富蛋白質，可取代動物性肉類。發酵過的黃豆製品含有「異黃酮糖苷配基」，是抗癌物質，種種因素使得黃豆製品在西方飲食界掀起一股潮流，視其為健康食品。

黃豆加工製品種類繁多，例如豆腐、豆干、豆漿、素肉、素雞、素鴨、素火腿、干絲、百頁豆腐、豆包、豆皮、腐竹、黃豆芽、醬油、豆瓣醬、麵豉醬、豆鼓、豆腐乳、麵包、餅乾、早餐麥片、和義式麵條等等。雖然黃豆本身富含營養素，但在加工過程中，有可能添加了許多不利於健康的化學添加物，像是味精、乳化劑、消泡劑、防腐劑、殺菌劑和油脂。

美國種植的黃豆有九十九%是基因改造[2]的作物，臺灣黃豆九十九%仰賴進口，一年約進口兩百廿多萬公噸，其中只有兩萬多公噸是非基改黃豆。進口黃豆中，約廿萬公噸被加工製成豆漿、豆腐，剩餘近兩百萬公噸則做成飼料。現今醫學上雖然沒有研究證實基改食品對人體有害，但基因改良的黃豆失去異黃酮，營養價值降低。即使標示有機黃豆，僅代表是有機種植，但仍然有可能是基因改造黃豆。

基於以上原因，如今黃豆製品的身價開始被質疑，但事實上再好的食物都不宜過量，健康的飲食型態是以盡量不加工的新鮮食材，少分量、多種類所組合而成。

Q：吃素健康更有保障？

A-6

素食是否健康，必須依攝取的食物種類及品質而定。

原來如此：

越來越多人為了健康或宗教觀念捨棄動物性食物，改實行全素（Vegan）或蛋奶素（Vegetarian）的生活。不論哪種型態的素食者都不攝取動物性蛋白質，所以身體體液與雜食者相較偏微鹼性，因此罹患心臟血管疾病及某些癌症的機率也相對較低，但也因為食材的選擇比較少，容易有營養不均衡的問題。

全素者因長期維生素B12、鐵和蛋白質攝取不足，容易出現貧血的問題。再加上許多素食食材都是加工食品，製作過程中添加了許多不益於健康的物質，其中最具負面影響的是小麥麵筋蛋白。麵筋製品如：麵腸、烤麩、麵麴等非常難消化，甚至很容易引發腸壁發炎、過敏，長時間食用會導致體內慢性發炎，有可能引發自體免疫疾病，像是心臟血管疾病、關節炎、腎臟功能衰退、糖尿病等。其次是藻膠蒟蒻類產品，像是素魷魚、素花枝等，所含的多醣不容易被腸胃道消化，且幾乎沒有熱量，同時占據腸胃空間。

素食食材本身大都沒有動物性食物的甘或鮮味，烹調時常會添加過量的糖、鹽、油及各式各樣人工調味劑和色素，長期下來，會有引發高血壓和腎臟疾病，以及體脂肪比例過高的隱憂。

跟著營養專家這樣做：

要健康吃素，最重要的原則就是選擇新鮮、未精製的天然食物，採用低油、低鹽和低糖的烹調方式。純素食者容易缺乏鈣、鐵，以及蛋白質等營養素，而維生素B12更是主要存在於肉類之中，在日常飲食中，要特別留意這些營養素的攝取。以下介紹建議素食者多吃的食物：

多食用未加工過的各種豆類

包括黃豆、扁豆、大紅豆、黑眼豆、黑豆等。這些豆類食物富含蛋白質、不飽和脂肪酸、鐵、鈣、鋅、維生素B群、卵磷脂及膳食纖維，能夠預防心臟血管疾病，增強骨質，降低肝癌、肝硬化及降低乳癌的罹患率。

適度食用堅果及種子類食物

如花生、核桃、杏仁、腰果等。可提高植物性蛋白質的利用率，也可以供應豐富的鈣、鐵及維生素B群。

多選擇深綠色葉菜類

以攝取足量的維生素A、β-胡蘿蔔素、鈣質及鐵質。

適度服用營養補充劑

維生素B12來自牛奶、起司、蛋和優酪乳等，對蛋奶素者比較沒有問題，但對全素食者而言，植物性食物中維生素B12來源相當有限，所以得靠營養補充劑或營養酵母粉來確保攝取足夠。

各種堅果的對照表

堅果、種子	分量	熱量（卡）	蛋白質（公克）	油脂（公克）
杏仁果	50 公克，約 40 顆	300	11	2
腰果	50 公克，約 30 顆	280	8	4
花生	50 公克，約 50 顆	290	13	3.5
開心果	50 公克，約 90 顆	280	10	2.5
胡桃	35 顆	340	6	3
核桃	25 顆	340	6	3
澳洲堅果	20 顆	360	4	6
巴西堅果	10 顆	330	7	7.5
南瓜籽	50 公克，約 1/3 杯	260	16	4
葵花籽	50 公克，約 1/2 杯	290	10	3

Q07：飯後吃香蕉可幫助消化？

A-7

香蕉並不能幫助蛋白質消化，而是有益於消化系統的健康。鳳梨、木瓜、和奇異果才能幫助蛋白質消化。

原來如此：

香蕉所含的果膠是種類型獨特複雜的纖維，一個中等大小的香蕉，大約含有三公克的纖維，纖維有助於調節消化速度。熟成的香蕉比較柔軟香甜，這是因為隨著香蕉熟成，水溶性果膠量增加，同時果糖的濃度也相對增加。香蕉還含有果寡糖（Fructooligosaccharides -FOS），香蕉中的果寡糖並不能被消化道中的酶分解，進入小腸後才被細菌代謝，有助於維持小腸內部的「好細菌」（例如雙歧桿菌），也就是益生菌的平衡生態，可保持整體消化系統的健康。香蕉雖然不含能消化蛋白質的蛋白酵素，但的確是整腸健胃的好水果。

鳳梨含有菠蘿蛋白酶（Bromelain），木瓜含有木瓜蛋白酶（Papain），奇異果也有類似木瓜蛋白酶的奇異果酵素（Actinidin），這些都可以分解蛋白質大分子。所以蛋白質攝取量較多時，尤其是動物性肉類，餐後隨即食用任何一種含有蛋白酵素的水果，都可以幫助蛋白質的分解和消化。

不少人會擔心鳳梨比較酸會對胃部造成刺激，其實胃酸的酸鹼度（pH值）為一．五～三．五，屬強酸，生理上胃壁黏膜極厚，具有保護胃壁的功能，除非是強酸或強鹼的藥物或化學物質破壞，否則不會輕易被侵蝕。鳳梨的酸度三．二到四．〇，其酸度低於胃酸（pH值越小酸度越大），理論上不會影響。每個人身體狀況不同，如果產生不適現象，可以改吃木瓜或奇異果，此兩種水果在酸度上較為溫和，也能有效幫助蛋白質消化。但這三種水果當中，鳳梨纖維的含量較高，對排泄更有幫助。

跟著營養專家這麼做：

大量攝取蛋白質的時候，例如吃到飽的自助餐或酒席，務必在飯後吃鳳梨、木瓜、或奇異果中的任何一種水果。

Q08：多吃蹄筋、豬腳、和白木耳，可增加膠原蛋白？

A-8 來自食物的膠原蛋白，並不能有效增生人體內膠原蛋白。

原來如此：

膠原蛋白（Collagen）占體內總蛋白質約二十%，是形成人體結締組織（像是肌腱、韌帶、眼睛角膜等）的一種重要蛋白質，具有很強的伸張力。此外，膠原蛋白也是細胞外基質的主要成分，它使得皮膚有彈性，所以膠原蛋白老化，會使皮膚出現皺紋。

骨骼內同樣需要膠原蛋白來讓鈣離子和骨細胞能更緊密地結合。骨骼中有三分之一的成分為膠原蛋白，連接骨骼和骨骼的軟骨百分之百完全是膠原蛋白，肌腱八十%是由膠原蛋白組成。當軟骨中的膠原蛋白含量減少，肢體在運動、活動關節時，骨骼和關節之間少了潤滑，容易導致退化性關節炎。

人體可以自然合成膠原蛋白，來自食物的膠原蛋白，並不能有效增生為人體內的膠原蛋白。膠原蛋白的流失及老化，與體內過多的自由基有關，因為過多自由基會破壞膠原蛋白的構造，若要減緩膠原蛋白流失，讓皮膚保持彈性、骨骼肌肉不容易受傷，平時飲食要注意均衡，並適量攝取蛋白質及維生素C，及抗氧化劑以減少自由基的形成。

跟著營養專家這麼做：

動物性膠原蛋白來源有蹄筋、豬腳、蹄膀、雞翅、雞皮、魚皮、魚翅及軟骨，植物性膠質則有海帶、海藻、白木耳，這些不論吃得再多，增生人體內膠原蛋白的效果都很有限。況且豬腳、雞皮、蹄膀等屬於高油脂食物，含有高飽和脂肪酸，建議盡量少吃。用含膠原蛋白的食物來補充膠原蛋白的成效不彰，調整生活、飲食，減少自由基的破壞，維持體內原有的膠原蛋白含量，才能延緩老化的發生。

飲食上避免油炸食品，攝取足量蛋白質、抗氧化劑，以及維生素A、E、C和微量元素硒，以減少體內自由基的形成。

紫外線是造成皮膚老化的最大兇手之一，長時間在戶外活動要適度防晒，避免過度曝露於紫外線之中。

1 生物價（BV）：是評估食物中所含的蛋白質，在消化、吸收之後，人體進一步加以利用，成為合成細胞所需的蛋白質原料，其有效比例值。

2 基因改造作物：或稱轉基因生物（Genetically Modified Organisms，簡稱GMO）。現今醫學上雖然沒有研究證實基改食品有害人體，但長期食用是否會有所危害，包括影響食物原有的營養價，甚至誘發過敏體質，都有待觀察。

CHAPTER 3

油脂篇

Q

吃油不健康？

橄欖油和葡萄籽油都是健康油？

乳瑪琳是植物性奶油，較動物油健康？

多吃紅色肉類補血？

膽固醇是高血脂症的元凶？

全脂鮮奶較低脂奶和脫脂奶有營養？

Q01：吃油不健康？

A-1 好的油脂是人體必須的營養素之一，需適量攝取，不能完全不吃。

原來如此：

油脂和其他營養素一樣，是維持正常生理功能不可或缺的元素，細胞膜需要油脂作為原料，神經傳遞信號也需要油脂，嚴格限制油的攝取，同時會導致脂溶性維生素吸收不良，而缺乏維生素A、D、E、K。滴油不沾絕不是正確的飲食觀念。

多年來油脂被極端的區分為「好的油脂」和「壞的脂肪」，依物理性來區別，油是指在室溫下呈現液態，如橄欖油、菜籽油、花生油等植物性食物，之所以呈液態是其中含有較大比例的不飽和脂肪酸。脂肪指的是在室溫下呈現固態，如豬油、牛油、雞油等動物性食物，以及植物性的椰子油，因為含有較大比例的飽和脂肪酸，所以呈現固態。

★好的油脂

所謂好的油脂，基本上指的是「不飽和脂肪酸」，其中又分為「單元不飽和脂肪酸」，和「多元不飽和脂肪酸」兩種。

・單元不飽和脂肪酸：被視為好的脂肪酸，可以降低壞血清膽固醇，研究已證實有益於心臟血管健康，它同時也是維生素E和抗氧化劑的良好來源。單元不飽和脂肪酸通常存在於液態植物油，如橄欖油、芥花籽油、芝麻油、花生油、酪梨、堅果、和種子（亞麻籽、南瓜籽、葵花籽等）油之中。

・多元不飽和脂肪酸：也被視為好的油脂，對眼睛、心臟、關節和大腦極為重要。含油量高的魚類，如鮭魚、鱒魚、和金槍魚，以及植物油如蔬菜油、玉米油、葵花籽油和大豆油，都是良好的多元不飽和脂肪酸來源。

ω-3（Omega-3）脂肪酸和ω-6（Omega-6）脂肪酸是兩種最常見的多元不

飽和脂肪酸：

·ω-3脂肪酸：在生理代謝中扮演非常重要的角色，能改善心臟血管疾病，因為心臟血管疾病是體內長期發炎所致，而ω-3脂肪酸可抗發炎。ω-3脂肪酸有益於嬰兒的大腦和眼睛發育，能提升孩子的學習能力，加強體內的免疫系統。對於成人ω-3脂肪酸有助於改善關節的發炎症狀，例如風濕性關節炎、疼痛、和僵硬，並能預防延緩因老化所導致的認知功能減退，如阿茲海默症。

ω-3脂肪酸存在於鮭魚、金槍魚、亞麻籽、堅果、綠葉蔬菜、和豆類食品中。

·ω-6脂肪酸：雖然過多ω-6脂肪酸會促使體內發炎，但適量ω-6脂肪酸在生理上仍然有其重要性，如維持腦功能及身體正常的生長和發育，刺激皮膚和頭髮的生長，調節代謝，維持正常的生育，以及保持骨骼健康。

ω-6脂肪酸存在家禽、蛋、堅果、芝麻、穀物、硬質小麥、全麥麵包、及葵花籽油、芥花籽油、和大豆油等植物油中。

★壞的脂肪

所謂的壞脂肪，基本上指的是「飽和脂肪酸」和「反式脂肪」。

・飽和脂肪酸：過量的飽和脂肪酸會增加體內動脈硬化的機率，導致心臟血管疾病的危險率增加，並造成低密度脂蛋白膽固醇（壞血清膽固醇）的濃度上升，影響新陳代謝。飽和脂肪酸大都存在動物性食物中，流行病學的研究曾指出，攝取過多的動物性脂肪與心臟血管疾病有著密切的關係，所以呼籲大眾飲食中必須減少。

由於飽和脂肪酸普遍存在動物性食物中，對非素食者而言，飲食中不可能完全避開，因此飲食指南建議飽和脂肪酸一天的攝取量，不得超過總油脂量的三分之一。

・反式脂肪：反式脂肪為人造奶油，具

壞的脂肪 VS 好的油脂

差異	脂肪	油脂
食物來源	主要是來自動物例如豬油、牛油、奶油，少部分來自植物例如椰子油。	主要是來自植物，例如橄欖油、菜籽油、麻油、花生油、黃豆油、葵花籽油等。
脂肪酸	飽和脂肪酸	不飽和脂肪酸
化學分子構造	沒有不飽和鍵	具有不飽和鍵
室溫下呈現	固態	液態
煙點[1]	高	低

有特定化學結構的不飽和脂肪，吃進體內後會引發體內發炎，使壞血清膽固醇的量增加，減少好血清膽固醇，更會誘發血管硬化，心臟疾病、中風，同時增加罹患第二型糖尿病的危險機率。反式脂肪普遍存在蛋糕、派、餅乾（尤其是含有糖霜）、人造奶油（乳瑪琳）、微波爐爆米花、奶油夾心的糖果、甜甜圈之中。

跟著營養專家這樣做：

明智選擇油脂種類和適當組合比例，才能形成健康的飲食型態。許多先進國家的飲食指南明確指出，總油脂的攝取量中，最多三分之一或更少（也就是一天總熱量十%，約兩百卡，相當二十二公克）來自飽和脂肪酸，剩下的三分之二（一天總熱量的二十%，約四百卡，相當四十四公克）來自不飽和脂肪酸。

不飽和脂肪酸要有適當的比例

ω-6 脂肪酸和 ω-3 脂肪酸的攝取比例是評估健康飲食的一個重要指標，建議ω-6比ω-3，以一比一至一比四最為理想。現代飲食中，ω-6脂肪酸的攝取量容易過高，與ω-3脂肪酸的比例甚至高達四十比一，建議飲食中要盡量增加ω-3脂肪酸的攝取比例。

像是烹調用油以菜籽油和橄欖油為佳，盡可能避免玉米油（玉米油的ω-6比ω-3，高達四十六比一）。花生油、紅花籽油以及昂貴的葡萄籽油的ω-3脂肪酸含量不但趨近於零，反之含極高濃度的ω-6脂肪酸。ω-3脂肪酸的來源還是以天然食材為佳，絕不是吞服魚油補充劑。

飽和脂肪酸要適量

選擇含脂量低的乳製品，例如低脂或脫脂牛奶或優酪乳。肉類可選擇瘦肉或將脂肪剔除的肉類，最重要的是去除多餘的飽和脂肪。

反式脂肪要避免

避免或減少外賣食物、半成品菜餚、冷凍或包裝食品、油炸食品，以及各種脆片零食和冰淇淋。購買加工食品時，務必核對包裝上的食品營養成分標示，確認總脂肪、飽和脂肪酸、反式脂肪的含量。盡量別吃純奶油和甜點上奶油，氫化的人造奶油（乳瑪琳）更是要避免。

02 Q：橄欖油和葡萄籽油都是健康油？

A-2

橄欖油含有豐富的ε-3不飽和脂肪酸，有益於心臟血管系統；用葡萄籽油不僅不含ε-3脂肪酸，甚至含極高濃度的ε-6脂肪酸，且價格昂貴，不是健康油的首選。

原來如此：

我們平常所吃的食用油種類琳瑯滿目，到底要怎麼選擇才能吃的健康？這個問題可從油脂中所含脂肪酸的種類及比例，以及加熱煙點來判斷。

脂肪酸的種類

我們平常吃的烹調油主要成分有：飽和脂肪酸、單元不飽和脂肪酸，以及多元不飽和脂肪酸（主要又分為ω-3脂肪酸及ω-6脂肪酸）。

油脂中所含脂肪酸的比例與組成，對人體會造成不同影響。之前我們曾經介紹過，ω-3脂肪酸在生理代謝中扮演非常重要的角色，健康飲食的指標中，攝取油脂的比例，ω-6比ω-3，以一比一至一比四最為理想。也因此，富含ω-3脂肪酸的橄欖油，被視為健康油的首選。

加熱煙點

油加熱到某個程度，一旦開始冒煙表示油的內部結構產生變化，會產生不益於健康的物質。雖然不飽和脂肪酸對健康較為有益，但也因為結構較不穩定，也就是含不穩定的不飽和鍵，在高溫加熱時容易變質，穩定度反而不如飽和脂肪酸含量較多的動物油、椰子油，或棕櫚油。建議低溫烹調時要使用不飽和脂肪酸含量較多的油。高溫油炸時採用飽和脂肪酸含量高或煙點高的油，且不要反覆加熱使用。

由此可知，每種烹調油都有各自的優缺點，了解不同油的特性，依據烹調方法選擇適當用油，才是健康用油的法則。

跟著營養專家這樣做：

雖然橄欖油是好油，但橄欖油有不同種類，該如何選購呢？市面上有四類橄欖油（參見九十二頁表格：四種橄欖油比較）可依油的顏色來加以判斷：頂級橄欖油呈現深墨綠顏色，或稱為「特級初榨橄欖油」，不適合加熱炒菜，只能用在涼拌或蘸食。若要用來加熱炒菜，建議採用顏色呈淡黃色的精製橄欖油。

真正好的特級初榨橄欖油，絕不會用塑膠瓶盛裝，以避免塑化劑的汙染，通常會用深色玻璃瓶，也不會用透明玻璃瓶裝，以防止光的照射而引起過度氧化，購買時應選購原包裝，經過分裝的油很容易被摻假。標示冷壓橄欖油，百分之百純橄欖油，清淡味溫和的最好不要選購。

此外，橄欖油放置時間久了，會產生一股魚腥味，那是因為不飽和脂肪酸的不飽和鍵與空氣中的氧產生氧化作用。所以橄欖油要蓋好，盡量避免曝露在空氣中。

常見食用植物油 ω-6、ω-3 的含量及煙點

食用油	ω-6 脂肪酸（克）	ω- 3 脂肪酸（克）	煙點
椰子油	1.8	0	177℃
菜籽油	18.7	9.1	177℃
亞麻籽油	12.7	53.3	107℃
橄欖油（特級粗榨）	9.8	0.8	207℃
橄欖油（粗榨）	9.8	0.8	216℃
橄欖果渣油	9.8	0.8	238℃
胡桃油	52.9	10.4	160℃
玉米油	53.5	1.2	232℃
葡萄籽油	69.6	0.1	216℃
花生油	31.7	0	227℃
葵花籽油	65.7	0	227℃
芝麻油	41.3	0.3	210℃
紅花籽油	14.4	0	266℃
大豆油	50.4	6.8	232℃

植物油用途選擇

油脂種類	植物油來源	烹調用途
單元不飽和脂肪酸	橄欖油、酪梨油、花生油、菜籽油、芝麻油。	不適合加熱，適合涼拌，或直接食用。
多元不飽和脂肪酸	初榨橄欖油、亞麻籽油、和葡萄籽油。	不適合加熱，適合涼拌，或直接食用。
飽和脂肪酸	椰子油或棕櫚油。	可用來高溫油炸。

四種橄欖油比較

橄欖油種類	特點
特級初榨橄欖油（Extra Virgin Olive Oil）	品質較高的初榨橄欖油，它含有不超過0.8%的游離酸值[2]，具有特殊的橄欖香味及口感。
初榨橄欖油（Virgin Olive Oil）	完全來自初榨橄欖油，它含有超過1.5%的游離酸值，具有橄欖香味，但口感較差。
精製橄欖油（Refined Olive Oil）	將初榨橄欖油進一步用木炭或是其他化學或物理過濾器加以精製提煉。瓶裝上標記為純橄欖油或是精製橄欖油。
橄欖果渣油（Olive Pomace Oil）	通常與一些原始橄欖油（第一次榨出的油）混合，味道平淡，因此不受橄欖油愛好者歡迎，但和其他等級的橄欖油一樣仍然可以提供豐富的 ω-3 脂肪酸，煙點高，可以用在烹調。

03 Q：乳瑪琳是植物性奶油，較動物油健康？

A-3 乳瑪琳是反式脂肪的一種，雖不是動物油，但吃多會增加心臟血管疾病的風險。

原來如此：

乳瑪琳是液態植物油氫化而成，許多人因為植物油三個字被誤導，以為乳瑪琳比動物性脂肪來得安全。其實乳瑪琳是近年來食品加工技術所發展出來的人工奶油，製作過程會產生反式脂肪，吃了對身體有許多負面影響。

★什麼是反式脂肪？

液態植物油的分子構造上有不飽和雙鍵，經由食品加工技術，在不飽和的鍵

脂肪酸化學構造

飽和脂肪酸　　　　　　飽和鍵（單鍵）

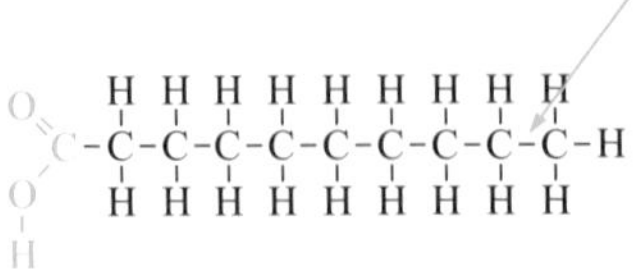

```
  O   H H H H H H H H H
  ‖   | | | | | | | | |
O=C-C-C-C-C-C-C-C-C-C-H
  |   | | | | | | | | |
  H   H H H H H H H H H
```

不飽和脂肪酸　　　　　　　　不飽和鍵（雙鍵）

```
  O   H H H H H H       H H H
  ‖   | | | | | |       | | |
O=C-C-C-C-C-C-C=C-C-C-H
  |   | | | | | |       | | |
  H   H H H H H H       H H H
```

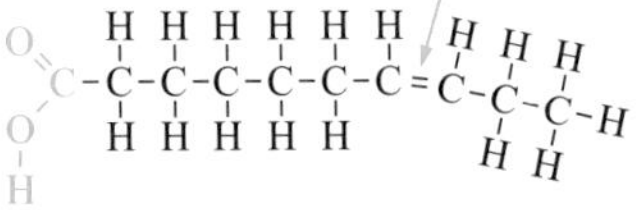

上加上氫，使其呈現和飽和脂肪酸一樣的固態外觀，這個加工技術又稱為氫化。固態的氫化油就是反式脂肪。

反式脂肪來源有兩種：第一種來自天然食物，第二種則是經由氫化、精煉、反覆油炸等途徑所產生，加工而來的反式脂肪又分「不完全氫化油脂」和「完全氫化油脂」這兩種。雖然反式脂肪人人聞之色變，但不一定都對身體有害。對心臟血管有害的是「不完全氫化油脂」，許多食品加工業者為了降低成本，所添加的劣化油脂就屬「不完全氫化的反式脂肪」，而「完全氫化油脂」則較無疑慮，乳製品含有的天然反式脂肪對人體則無害。

不完全氫化的反式脂肪，被認為是所有脂肪中，對健康最傷害的一種油脂。多項研究指出，不完全氫化的反式脂肪對健康的傷害甚至超越飽和脂肪酸。根據美國研究，每天攝取四～五公克的反式脂肪，會增加血液中的壞血清膽固醇及三酸甘油酯，減少好血清膽固醇，導致體內呈現發炎狀態，使血液中某些物質沉積在血管壁上，使得血管硬化及阻塞，進而影響大腦功能，增加罹患腦中風、高血壓、冠狀動脈心臟疾病等心臟血管疾病的風險。

★各國製訂限用反式脂肪法案

許多國家的官方飲食指南不斷呼籲大眾減少、遠離反式脂肪。丹麥、美國、加拿大及臺灣等國，都強制規定包裝食品需標示反式脂肪含量。為了國民的健康，美國食品藥物管理局（ＦＤＡ）在二〇一五年宣布，在三年內要禁用「不完全氫化植物油」像是人造奶油、酥油、奶精等，要求食品業者必須逐步淘汰這種早已被視為不健康的食品添加物。

中式糕餅如鳳梨酥、蛋捲多採高溫烘焙，且酥油、白油的使用量大，所以臺灣食品安全衛生管理法，也跟進美國法案，於二〇一八年全國禁用「不完全氫化植物油」。美國食品藥物管理局評估，這項措施每年可以減少兩萬起心臟病案例，且預防七千起心臟血管疾病死亡病例。

跟著營養專家這樣做：

食品業為了增加食品口感、延長保存期效，多年來一直使用反式脂肪，目前市面上多種人造奶油、零食、杯子蛋糕、餅乾或冰淇淋上灑的巧克力粉末都含有反式脂肪。在全面禁用反式脂肪後，這些食品可能會喪失原有風味，幸好所有添加了反式脂肪的食品，理應不該經常出現在健康均衡的飲食當中。

不得不說，許多含有反式脂肪的食品，可說是色香味俱全：濃郁香醇的咖啡奶精粉、香酥的薯條……難免會有想要滿足口腹之慾的時刻，這時候建議盡量將反式脂肪的總攝取量減到最低，並且在同一天中，飲用足量的水分，並與富含生物素[3]的食物一同攝取，這樣有助於油脂的代謝和利用。自製烘焙類點心，不妨採用固態椰子油混合其他烹調用植物油，仍然可以有酥脆的口感。

04：多吃紅色肉類補血？

A-4 紅色肉類雖富含鐵質，但含有高量的飽和脂肪酸及食物膽固醇。

原來如此：

紅色肉類指的是哺乳動物的肌肉，包括牛肉、羊肉、豬肉、和馬肉，因為肌紅蛋白含量較多，且含有鐵及鋅，所以在未烹煮前，肉會呈血紅色。

紅色肉類並不是唯一含有鐵的食物來源，飲食中鐵的來源分為兩類，一種是以紅肉為代表的「血紅素鐵」，另一種則是蔬菜、豆類、及全穀類所含有的「非血紅素鐵」。雖然人體對植物性的非血紅素鐵的吸收，不如來自動物性肉類的血紅素鐵來得好，但身體會自行調節，當體內鐵的濃度減少，即使是非血紅素鐵，人體的吸收利用率也會自行增加。紅肉中除了血紅素鐵，還含有高量的飽和脂肪酸及食物膽固醇，尤其是牛肉，當你把牛肉切開，肉質中呈現大理石白色紋路的部分就是脂肪，要將牛肉中的脂肪和瘦肉切分開非常不容易，甚至不可能完全剔除。

許多研究證實，紅肉攝取量越多，罹患心臟血管疾病、中風、第二型糖尿病、及某些癌症（腸癌、乳癌）的危險率會呈正比例的增加。特別是經常食用培根、火腿、香腸、和熱狗等加工肉製品及含脂肪量高的牛排。

從環保角度探討，據美國和以色列的研究報導，在所有肉類、蛋類和乳製品當中，牛肉是最不環保的動物性蛋白質，飼養牛肉產生甲烷溫室氣體，比豬肉、雞肉多四倍，消耗的水多十倍，使用土地面積為二十七倍，還會汙染水源，因此呼籲大眾盡量不吃牛肉，改吃植物性蛋白質以及其他肉類。

跟著營養專家這樣做：

每週攝食紅色肉類不要超過兩次，每次三盎司就能滿足身體需要。食用紅色肉類時，務必要試著將脂肪剔除掉。

05Q：膽固醇是高血脂症的元凶？

A-5 膽固醇是人體不可缺少的必須營養素之一，即使飲食中不含膽固醇，肝臟也會自行合成體內所需。

原來如此：

膽固醇呈蠟狀，它是肝臟代謝脂肪的合成物質，一般人對膽固醇有負面印象，認為它是造成各種心臟血管疾病的元凶，其實膽固醇對人體很重要，它是組成細胞膜和合成性賀爾蒙及維生素D的重要原料，對大腦、中樞神經系統、和記憶功能也是至關重要的營養素。大腦僅占人體重量的二％，所具有的膽固醇卻占體內總膽固醇量約二十五％，腦內神經末梢信號會傳遞大腦資訊，才會形成運動、感覺、思考、學習，和記憶等各種功能，而這些都與膽固醇有密切關聯。

★好血清膽固醇VS壞血清膽固醇

血清膽固醇濃度指的是血液中膽固醇的量，其中僅二十五％（三百～五百毫克）來自飲食，另外七十五％（八百～一千兩百毫克）由人體合成，這其中八十％由肝臟合成。來自食物的膽固醇，僅存於動物性食物中，食物膽固醇進入人體分解後，在血液中的脂蛋白膽固醇依生理特性會分為壞血清膽固醇（低密度脂蛋白膽固醇，LDL-C）和好血清膽固醇（高密度脂蛋白膽固醇，HDL-C）。

低密度脂蛋白膽固醇（LDL-C）因為對心臟血管有負面影響，所以被稱為「壞血清膽固醇」。而高密度脂蛋白膽固醇（HDL-C），可以將壞血清膽固醇帶出血液循環系統，減少其沉積在血管壁的比例，所以又被稱為「好血清膽固醇」。

★高血脂是指血液中的「三酸甘油酯」與「膽固醇」值過高

我們說一個人的「血脂高」，指的是「高血脂蛋白」，其中包括血清總膽固醇、低密度脂蛋白膽固醇、高密度脂蛋白膽固醇、及三酸甘油酯的總量，正確的判讀血脂蛋白，必須分項解讀。

三酸甘油酯是由甘油和三個脂肪酸基團所形成，是天然脂肪和油的主要成分。身體需要適度的三酸甘油酯以維持健康及當作身體的熱量來源。血液中三酸甘油酯濃度超出正常值在醫學上稱為高三酸甘油酯血症。酗酒、肥胖，都有可能導致三酸甘油酯升高，增加代謝症候群的危險率。

所謂的代謝症候群是指，許多代謝危險因子聚集的現象，其中包含了：高血壓、高血糖、腰圍脂肪堆積、好血清膽固醇低、高三酸甘油酯的組合。代謝症候群會增加心臟病、糖尿病，和中風的風險。

跟著營養專家這樣做：

影響血清膽固醇濃度的因子很多，包括日常飲食中糖和飽和脂肪酸的攝取量、種類，以及是否有運動習慣。根據目前研究證據所顯示，食物中的膽固醇，並不會明顯導致血清膽固醇濃度上升，專家們因此下了一個結語：「飲食膽固醇不應該是一個被過度關注的營養素」。

事實上，飲食中各種營養素之間的互相制衡極為複雜，這也就是近年來營養專家不再狹隘的探討「單一」營養素和疾病之間的關係，評估的層面擴大到飲食型態的「整體面」，也就是說，除了食物，生活習慣和行為也被涵蓋在內。

雖然二〇一五年美國飲食指南膽固醇的上限，不再像過去三十多年不斷強調不得超過三百毫克，再加上近年來養生風氣鼓吹，飲食中蛋白質的食物來源轉移到植物性食物，飲食膽固醇的攝取量相對減少，但不代表可以無限量的攝取。飲食膽固醇僅存於動物性食物中，除了肉類，動物性內臟中含膽固醇的量是雞蛋和紅肉的數倍，尤其對亞洲人來說，動物內臟是餐桌上常見佳餚，所以仍然須要留意一天內飲食膽固醇的攝取量，

建議健康人飲食中的膽固醇仍然以三百毫克為指標，患有糖尿病、心臟疾病、或高血脂的人更應該留意飲食膽固醇的攝取量，以不超過兩百毫克為宜。運動是增加好血清膽固醇最有效的方法。不過於放縱食慾，並養成運動習慣，是減少高血脂的最佳處方。

改善高血脂的生活型態

- 維持理想體重，尤其是體脂肪比例。
- 定期有氧運動。
- 減少總油脂攝取量，尤其是減少含反式脂肪和飽和脂肪酸的食物。
- 增加多元不飽和脂肪酸或單元不飽和脂肪酸。
- 增加含ω-3脂肪酸含量高的魚如鯖魚、鱒魚、鯡魚、沙丁魚、長鰭金槍魚和鮭魚的攝取。
- 減少單醣和高果糖玉米糖漿的攝取。
- 減少酒精飲用。
- 增加食物纖維攝取。

血脂蛋白的判讀指標

總血清膽固醇，越低越好	
理想值	低於 200 毫克 /100cc
邊緣值	200 ～ 239 毫克 /100cc
過高	240 毫克 /100cc 以上
好血清膽固醇 (HDL) ，越高越好	
過低	低於 40 毫克 /100cc (男性)
理想值	60 毫克 /100cc 以上
壞血清膽固醇 (LDL) ，越低越好	
理想值	低於 100 毫克 /100cc
接近理想值	100 ～ 129 毫克 /100cc
邊緣值	130 ～ 159 毫克 /100cc
偏高	160 ～ 189 毫克 /100cc
非常高	190 毫克 /100cc 以上
三酸甘油酯，越低越好	
理想值	低於 150 毫克 /100cc

06 ：全脂鮮奶較低脂奶和脫脂奶有營養？

A-6

全脂鮮奶、中脂鮮奶、低脂鮮奶和脫脂奶，除了油脂含量不同之外，其他營養成分都一樣。

原來如此：

食物的風味存在於油脂中，所以油脂含量不同，味道自然有所不同，這就是全脂鮮奶的風味較脫脂奶濃厚香醇的原因。但除卻油脂，這些牛奶的蛋白質和碳水化合物含量並沒有差異。健康飲食的原則之一是減少飽和脂肪酸的攝取，藉由改喝含脂量低的牛奶來調整飲食中油脂的攝取量，是一種很不錯的方式。

至於調味奶，事實上只含五十％左右的鮮奶，營養價值只有鮮奶的一半，含脂量二％，相當於減脂牛奶。但為了創造各種口味，除了添加少量濃縮水果汁，還加入不少香料、色素、高果糖玉米糖漿、蔗糖、乳化劑及增稠劑。機能奶除了調味，還強化添加鈣、維生素D、鐵，其中僅含有一半的鮮奶，因此含脂量較少，但為了改善風味大多會添加增稠劑、香料等人工調味品。

跟著營養專家這樣做：

避免飲用調味奶，想增添牛奶風味，不妨用低脂或脫脂牛奶加上新鮮水果調味。一～兩歲的幼童必須採用全脂鮮奶，因為此一年齡層的飲食中需要較多的油脂。

兩歲以上健康的個體建議採用一%油脂的低脂或脫脂鮮奶。「奶精」雖然有「奶」這個字，但其實是由植物油與各種添加劑組成的人工調味品，不屬於牛奶製品。奶油也是牛奶中

油脂含量不同的牛奶比較

奶品種類（240毫升）	熱量（卡）	油脂（克，%）	蛋白質（克）	碳水化合物（克）
高脂鮮奶	128	5.4 (>3.8%)	8	12
全脂鮮奶	113	4.6 (3.25%)	8	12
中脂鮮奶	125	2.9 (2%)	8	12
低脂鮮奶	102	1.5 (1%)	8	12
脫脂鮮奶	83	0.1 (<0.5%)	8	11

所含的動物油，而動物油內含有飽和脂肪酸，為了健康，少吃奶油，喝咖啡時避免奶精，改用低脂或脫脂鮮奶。

1 煙點：將油放在鍋中高溫加熱，當有煙出現時的溫度，稱之為煙點。無論是牛油、豬油或是一般烹飪油，都有其煙點。煙點高的油用於高溫加熱比較安全。

2 酸值：在化學中酸值或稱中和值、酸度、酸價，是中和一克油脂中所含游離脂肪酸所需的氫氧化鉀（KOH）的毫克量。酸值依橄欖種類和生產處理方法而異。雖然好的特級初榨橄欖油的酸值不會超過〇·八%。但品質低的混合油，其酸值也可能低於特級初榨橄欖油的酸值。所以這不是判斷橄欖油品質唯一的指標。

3 生物素（Biotin）：是維生素B群中的一種，是合成脂肪酸及糖質新生作用（非碳水化合物轉變成葡萄糖的過程）中的重要輔酶。富含生物素的食物有：熟的雞蛋（尤其是蛋黃）、沙丁魚、堅果（杏仁、胡桃、核桃）和堅果醬、花生、大豆、其他豆類（大豆、黑眼豌豆）、五穀雜糧、香蕉、花椰菜和蘑菇。

CHAPTER 4

維生素篇

Q

服用維他命，健康有保障？

大品牌的昂貴維他命，含有的營養更完整？

多吃胡蘿蔔可以預防近視？

多喝檸檬水補充維他命 C 有益無害？

晒太陽會罹患皮膚癌，能不晒就不晒？

火氣大要用保肝保健品？

水果應該在飯前還是飯後吃？

Q01：服用維他命，健康有保障？

A-1

由三餐的天然食物中攝取足夠的維生素和礦物質，才能確保健康。

原來如此：

維他命是介於現代加工食品和藥品之間的產物，最常見的是含有維生素、礦物質或抗氧化劑的營養補充劑，在學理上稱之為微量營養素。

維生素或礦物質並不能提供人體任何熱量，它的作用是幫助調節三大營養素（蛋白質、油脂和碳水化合物）的代謝運轉。如果將人體比喻為一輛汽車，三大營養素就好比是汽油，汽車需要汽油才能發動引擎，想從甲地到乙地，需要燃燒汽油作為能量推動，但同時汽車引擎要運轉順暢，還需要機油和潤滑油（維生素和礦物質）的協助。

人體本身並不能自行合成維生素，必須從食物中攝取，有些人不注重三餐飲食均衡，反而是用吞維他命的方式來補充營養，這樣的作法可不可行？從保健的角度來看，必須從三餐的各種食物中，好好的攝取適度的營養，因為維生素和礦物質本身並不提供任何熱量，含有蛋白質、碳水化合物、或油脂的任何一種或以上的食物，才能提供人體維持生理運轉的熱量及原料。

維生素在生理代謝上非常重要，它是維持生命的重要因素，也因此稱之為維生素，當身體承受額外的壓力、攝取過量的大魚大肉、飲酒過度、和考試期間，就需要額外的維生素B群來輔助運轉增加的生理代謝，在這些情況下才不得不藉由吞服維他命來應急。

估計臺灣一年就吃掉八百多億元的保健、健康食品。這包括保肝、壯筋骨、養顏美容、加強免疫系統，一路到延年益壽，再下一步就是「長生不老」了。但是，正常人並不需要補充維他命，如果服用過多，反而可能有「中毒或堆積」的負面風險，洗腎案例不斷上升就是實例之一。

跟著營養專家這樣做：

維生素分為水溶性和脂溶性兩大類：

水溶性維生素

包括維生素C及維生素B群，攝取過量水溶性維生素時，身體會經由尿液將其排出，這也就是服用過量維生素B群之後，尿液會呈現鮮黃色，且帶大蒜味，因此不須要擔心過量會滯留在體內變成毒素。

脂溶性維生素

包含維生素A、D、E、K，這一類維生素必須在與油脂共存的情況下才能吸收和利用。生活中最常見的例子是，胡蘿蔔用水煮，紅色胡蘿蔔素並不會溶入水中，但用油炒胡蘿蔔時，紅色胡蘿蔔素會溶入油中呈現紅色。換言之，經由補充劑食用過量、維生素A或魚肝油等脂溶性維生素，會積存在皮下或體內脂肪中，不易排出體外，長期下來會導致慢性中毒。魚肝油被認為有助於視力

過量的維他命只會變成昂貴的排泄物

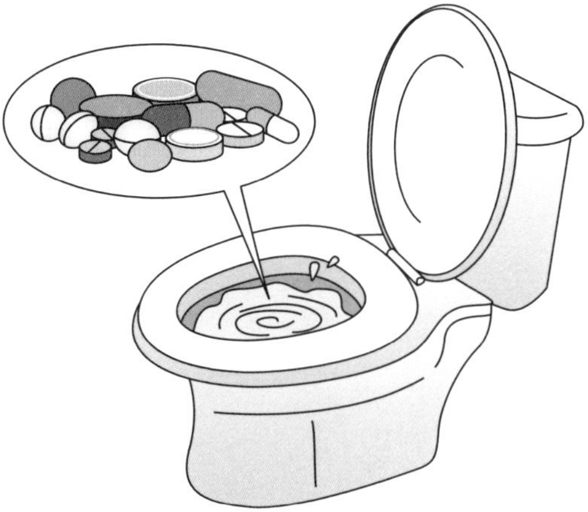

發展，許多家長會買給孩子吃，但因為有中毒危機，所以千萬不能讓孩子無限制的食用。

脂溶性維生素就算有需求也一定要按標示上的劑量服用，若要增加劑量務必諮詢醫師或營養專業人員，因為每個人需要的劑量並不一樣。

不論如何，由三餐天然食物中攝取體內所需的維生素才是最明智的選擇，吞服過量的維他命只會讓自己的糞便和尿液成為極昂貴的排泄物而已。

02Q：大品牌的昂貴維他命，含有的營養更完整？

A-2

維他命的原料來源大同小異，只有錠劑的製作、填充物可能依品牌而有異。

原來如此：

一般綜合維他命所含的成分比例，是依據美國食品藥物管理局，所擬定的每日營養建議攝取量所製作而成，因此成分上沒有差異。只是不同品牌在錠劑的製作過程中，成分的穩定性，以及是否添加不必要的填充物，會影響身體的吸收利用率。

跟著營養專家這樣做：

市面上的維他命品牌琳朗滿目，但要如何選購，或者要如何吃才能確保吸收效用？建議大家在購買前先閱讀產品上的標示，以下提供幾點需注意的產品訊息：

①觀察外包裝：確保瓶子上的封口沒有任何破損。

②核對有效日期：確保所購買的補充劑仍具應有的藥效。

③核對所需服用的劑量：確定含有一天所須的營養建議攝取量[1]。儘管補充劑非處方品，仍然必須遵守藥瓶上的劑量服用指示，不得過量。

④選擇膠囊：通常膠囊型態的吸收率比硬錠片好，且可能比較不會有胃部不適現象。而膠囊型態的原則上最好是空腹服用，以免延緩吸收。

⑤選擇利用率好的成分：所含成分比較容易吸收利用。例如天然成分維生素E（D-α-生育酚）的生物利用價，大約是人工合成維生素E（DL-α-生育酚）的兩倍。

⑥注意填充物：避免使用含有乳製品、玉米，或小麥為填充料的補充劑，尤其是對這些成分有過敏問題的人，較有信譽的品牌，其製造的補充劑比較不含不必要的填充物。

綜合維他命包裝訊息

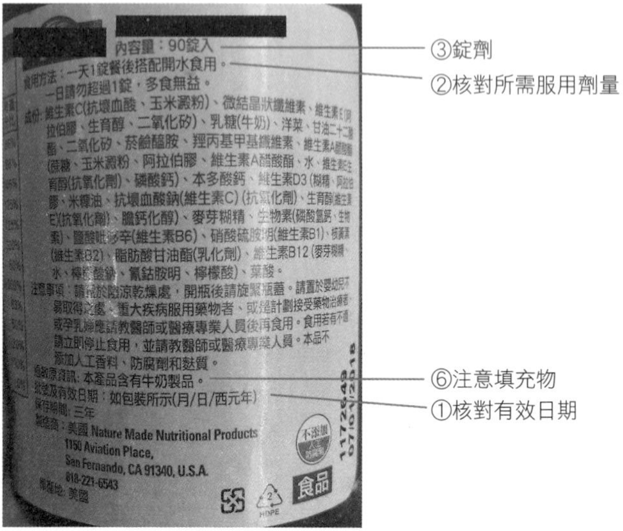

選擇有信譽的品牌，服用前最好詢問醫師或營養學家，尤其是維生素A、D、E、K是脂溶性維生素，必須在有油脂共存的情況下，才能吸收利用。服用過量脂溶性維生素，會積存在皮下或體內脂肪中，不容易排出，必須避免過量的毒性或與其他藥物相互反應的危險性。

懷孕、哺乳或正在服用血液稀釋劑（抗凝血劑）者，在使用任何營養補充品之前，必須諮詢醫生。

03 Q：多吃胡蘿蔔可以預防近視？

A-3 胡蘿蔔所含維生素A主要是預防夜盲症，並不能改善近視。

原來如此：

胡蘿蔔有個特殊的味道，很多孩子都不願意吃，經常聽到父母或祖父母輩連哄帶騙的對孩子說：「胡蘿蔔很營養，對眼睛很好，吃了就不會近視喔！」這句話前半段是正確的，胡蘿蔔確實含有豐富的維生素A，後半段卻有些偏差。

維生素A對眼睛最大的功能是預防夜盲症，也就是增強眼睛從亮處走入暗室時的調節能力，屬病理性疾病，與近視眼的屈光異常無關。

眼睛的健康可以從兩個層面來談，一是因為屈光異常而影響視力；另一是眼睛退化性疾病，例如黃斑部病變和白內障等，這類病變具病理性特徵。屈光

正常眼球VS近視眼球

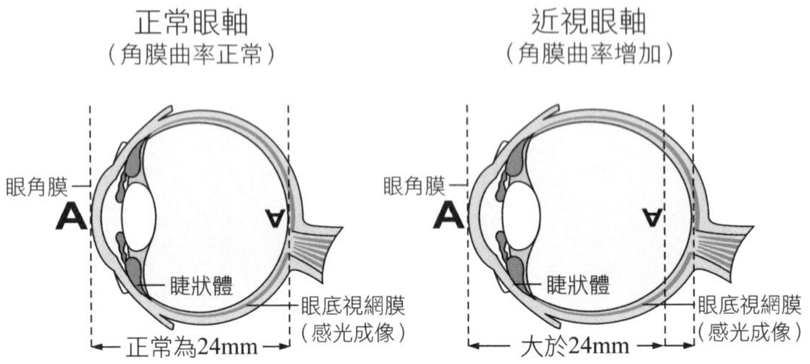

異常並不具病理性，而是因為眼球的眼軸異常，當眼球不能將進入眼睛的光正確的折射，發生折射誤差而造成圖象模糊，近視、遠視、散光，或是老花眼，都屬這類功能性異常。

其中近視眼是眼球的晶狀體有所改變，或者視網膜後移，致使平行光聚集在視網膜前方，無法看清楚，年輕人或孩子的視力異常大都屬這一類型。近視眼無法靠攝取維生素A來改進，必須配帶眼鏡採物理性功能來矯正視力。

跟著營養專家這樣做：

維護眼睛健康的飲食就是均衡攝取各

種天然食材，尤其是廣泛存在於深綠色新鮮蔬菜和水果中的維生素A、D、E、K等營養素，倘若長期缺乏這類營養素，恐會導致退化性眼睛疾病，例如黃斑部病變和白內障等。除了適量維生素A之外，維生素B群、C、葉黃素（Lutein）、玉米黃質（Zeaxanthin），都與眼睛的健康息息相關，可以減緩和年齡相關的慢性退化性眼睛疾病，減少發炎和氧化對眼睛所造成的傷害。以下介紹各種對眼睛有益的營養素：

維生素A和β-胡蘿蔔素

一分子維生素A是由兩分子的β-胡蘿蔔素組成，所以β-胡蘿蔔素又被稱為維生素A的前趨體，不僅可以預防夜盲症，也是傷口癒合和免疫系統正常運作所須要的重要營養素。雖然有研究指出抽菸者和曾經有抽菸習慣者，若服用β-胡蘿蔔素補充劑，罹患某些癌症的風險反而增加，但從天然食物攝取的β-胡蘿蔔素，並不會提升這種危險機率。

維生素B群

包括維生素B1、B2、B3、B5、B6、B12、葉酸、生物素和膽鹼，可以減少慢性發炎，防止血液中高半胱氨酸（Homocysteine）的濃度升高。高半胱氨酸是種含硫氨基酸，在血液中的濃度過高時，是導致心臟疾病的一個危險因子。適量的維生素B群可以降低血液中高半胱氨酸的濃度，進而防止小血管及視網膜血管的損傷，例如黃斑部病變功能障礙等相關疾病，而且能在葡萄膜炎（導致失明的常見原因）的治療中發揮功用。

維生素C

是一種強而有力的抗氧化劑，可以降低老年性白內障的罹患機率。

維生素D

城市人普遍缺乏維生素D，尤其在冬季寒冷的時候。研究證實，維生素D可以降低黃斑部病變的風險。透過日晒，皮膚可以自行合成維生素D，也可從天然食物攝取，如牛奶、起司、優酪乳等乳製品、蛋、鮭魚，或者添加維生素D的橘子汁。

維生素E

研究顯示維生素E可以降低罹患白內障的危險機率。堅果、種子、五穀胚芽、植物油、紅椒和深綠色蔬菜（菠菜和綠花椰）是維生素E的最佳來源。

維生素P

又稱為生物類黃酮，存在於許多水果和蔬菜中，例如柑橘類水果、漿果、洋蔥、香菜、豆莢類、綠茶等。生物類黃酮有助於維生素C的吸收，且加強抗氧化的效率。

植物化學抗氧化劑

可以保護全身包括眼睛，免受氧化壓力。

葉黃素（Lutein）和玉米黃質（Zeaxanthin）

葉黃素和玉米黃質也是抗氧化劑的一種，能減少因自由基所造成的傷害，尤其可以減少眼睛疾病，包括黃斑部病變和白內障的危險率。綠葉蔬菜和五顏六色的水果，例如菠菜、羽衣甘藍、玉米、青豆、綠花椰菜、蘿蔔、柑橘、生菜、南瓜、葡萄、奇異果、蛋黃和爆米花都含有豐富的葉黃素和玉米黃質。

04：多喝檸檬水補充維他命C有益無害？

A-4

檸檬水富含維生素C，但攝取過量高濃度檸檬水，會造成潰瘍和胃食道逆流。

原來如此：

維生素C是第一個被鑑定出來，在人體生理功能上扮演極重要角色的維生素。人體需要維生素C修復及建造身體各部位及組織，因為它可以促成膠原蛋白的形成，而膠原蛋白對皮膚、軟骨、肌腱、韌帶、和血管健康非常重要。也能維護牙齒、牙齦和血管壁的健康，幫助生長和修復傷口，還能提高鐵的吸收和增強免疫能力、減少感染。是一種非常重要的抗氧化劑。

反之維生素C缺乏之時，會出現疲勞、肌肉無力、關節和肌肉疼痛、牙齦出血、和腿部紅疹等症狀。長期缺乏維生素C會導致壞血病（牙齦出血），這雖是一種罕見疾病，一旦發生對身體會造成嚴重的傷害，但也只需要重新補充維生素C就能痊癒。

人體每天只能保留和利用二五〇毫克的維生素C，雖說維生素C是水溶性，過量時會經由尿液排出體外，基本上不會對身體造成生理性傷害，但若突然攝取大劑量（超過兩千毫克），可能會導致腹瀉、噁心、嘔吐、胃灼熱、腹部脹氣、痙攣、頭痛、失眠和腎結石。

★喝檸檬水補充維生素C

檸檬含豐富的維生素C，四分之一杯（大約六十毫升）的新鮮檸檬汁，就可以提供一天所需維生素C量的三分之一。坊間流傳喝檸檬汁能讓體質由酸變鹼，其實就醫學的角度來看，血液酸鹼值是恆定的，不會在短期內只因為一兩種食物或特殊飲食方法就改變。而且攝取過量高濃度檸檬水，很可能會有下列負面影響：

侵蝕牙齒表面的琺瑯質

檸檬的酸度較高，會削弱和侵蝕牙齒的琺瑯質，琺瑯質可保護牙齒不受細菌感染，當琺瑯質被侵蝕，牙齒會變得極為脆弱易蛀。

潰瘍和胃食道逆流、噁心、嘔吐、和胃灼熱

血液酸鹼值約七．三五到七．四五，檸檬約二～三，胃酸為一～二，雖然檸檬沒有胃酸來得酸，但會刺激食道和胃壁黏膜及胃酸分泌，不少人喝檸檬水會出現胃痛現象，尤其在空腹的情況下。腸胃功能不好的人，若攝取太多的檸檬汁可能在短時間內會出現胃痛、胃酸逆流、胃灼熱或乾咳，嚴重的話甚至會導致胃食道逆流和潰瘍。

檸檬皮含鞣酸質，對皮膚及組織有收斂作用，尤其檸檬片泡熱水，高溫會使得檸檬外皮釋出更多鞣酸質，長期飲用容易使胃收縮，導致胃痛及胃酸逆流的症狀加劇。

腎臟和膽囊結石

檸檬除了酸度之外，還含有草酸鹽，如果攝取過量，會在體內形成結晶，這

些草酸鹽結晶可能會演變成腎結石和膽囊結石。

脫水

檸檬是一種天然的利尿劑，若能隨時補充流失的水分，利尿劑有益於健康。反之若不能適時補充足夠的水分，那麼過量的檸檬反而會造成脫水。

跟著營養專家這樣做：

人體不能自行合成維生素C，必須從食物中攝取。維生素C普遍存在於新鮮蔬菜和水

各種蔬果的維生素 C 含量

100 克的蔬果	維生素 C 的含量
石榴	228.3 毫克
黃甜椒	183.5 毫克
深綠色葉菜	120 毫克
奇異果	92.7 毫克
十字花科蔬菜	92.7 毫克
羽衣甘藍	58.8 毫克
抱子甘藍	58.8 毫克
花椰菜	58.8 毫克
草莓	58.8 毫克
柑橘	53.2 毫克
檸檬	22.8 毫克
番茄	22.8 毫克

果中，除了檸檬，各種深綠色葉菜、甘藍、奇異果等也都富含維生素C。所謂的健康飲食就是食用各種天然蔬果，不要只專注在單一食物。

維生素 C 的每日建議攝取量

年齡層	維生素 C 的每日建議攝取量
1～3 歲	15 毫克
4～8 歲	25 毫克
9～13 歲	45 毫克
14～18 歲男性	75 毫克
14～18 歲女性	65 毫克
成年男性	90 毫克
成年女性	75 毫克
孕婦	85 毫克
餵哺母乳者	120 毫克
抽菸者	最好增加到 250 毫克

05 Q：晒太陽會罹患皮膚癌，能不晒就不晒？

A-5 適度的晒太陽對身體有益，日光照射不超過三十分鐘，不需要塗抹防晒產品。

原來如此：

每日適度晒晒太陽，對維持健康是絕對需要的，不難觀察到，戶外運動可以使人更有活力、樂觀、自信和活潑。這是因為晒太陽可以幫助皮膚合成維生素D，也因此維生素D又被稱為陽光維生素。

現代人普遍缺乏維生素D，雖然在日常生活中，不難攝取富含維生素D的食物，卻很難從日光照射中獲得足夠的維生素D，尤其是已開發國家，大多數人白天都在室內工作，即使走出戶外也會塗上防晒油或其他相關防晒用品，避免晒黑或晒傷，不論是成年人還是兒童，血液中的維生素D都有偏低，甚至缺乏的現象。

白種人為了追求小麥色的健康膚色，而喜歡在沙灘進行日光浴，導致過度曝晒，為了減少皮膚癌發生的機率而大量使用防晒產品。事實上皮膚色素會影響紫外線的穿透力，白皮膚的西裔族群只需要十五至二十分鐘的日晒，紫外線就會穿透皮膚合成維生素D；皮膚顏色較深的非裔，紫外線穿透皮膚所需的時間，大約是亞裔和西裔的六倍；亞裔若只是半小時以內的曝晒，並不一定需要塗抹防晒產品。此外炎夏長時間開車，雖然也會使皮膚顏色加深，但紫外線並不會穿透車窗玻璃，所以不會作用在皮膚上，無法製造維生素D。

★維生素D有多重生理功能

維生素D在維繫身體健康上，扮演著重要的角色，它具有多重生理功能，其中包括：

・平衡體內鈣的儲存，促進骨骼健康，預防骨質疏鬆。
・維持健康的新陳代謝。

・有助於糖尿病預防。
・益於血壓和心臟血管正常，減少心臟病及中風的機率。不少研究特別強調維生素D缺乏會導致高血壓，並使心臟血管硬化。
・有益於某些癌症的預防，例如乳腺癌、結腸癌、前列腺癌、卵巢癌。
・維持免疫系統正常運作。

★維生素D能改善情緒

血液中適度維生素D的濃度不僅能改善生理功能，和情緒也是息息相關。研究顯示，在缺少陽光和日光的冬季，會因為維生素D攝取量不足，而出現無精打采、沒有活力、慢性疲勞、情緒低落不穩定、抑鬱和焦慮等現象。

雖然其間機轉尚未十分明確，但研究證實腦部內有維生素D的接受體，而其存在的部位和導致憂鬱症有關。經由日光照射，促使皮膚合成維生素D以激化「情緒好的激素」的作用，也能讓體內β-內啡肽（腦內啡）[2]的濃度增加，使得身心感覺良好。

曬太陽可以改善情緒、增加骨質密度，促進身心反應，預防肥胖，好處非常多，所以別在當見光死，有機會多到戶外活動，讓自己沐浴在陽光下吧！

跟著營養專家這樣做：

當陽光中的紫外線B（UV-B）照射到皮膚細胞，在皮膚沒有塗防曬乳液或油的情況下，夏季中午時間只需要十分鐘，皮膚可自行製造一萬I.U.的維生素D。若還是擔心紫外線會傷害皮膚，可在飲食中補充足夠的抗氧化劑（維生素A、C、E和硒），幫助修復紫外線對皮膚細胞的損傷。

維生素D也存在於天然食物中，例如：菇菌類、豆腐、魚子醬、豬肉、牛肉、牛肝、蛋黃、起司、

維生素 D 的每日建議攝取量

年齡層	維生素 D 的每日建議攝取量
50 歲以下	200 I.U.
50 ～ 70 歲	400 I.U.
70 歲以上	600 I.U.
冬季	2000 I.U.

魚肝油[3]、含油量高的魚，例如鮭魚、旗魚、鱒魚等、油漬沙丁魚罐頭、水漬金槍魚罐頭、強化維生素D[4]等食物。

由於維生素D是脂溶性，一旦補充劑攝取過量會積存在體內的脂肪中，不易排出體外，恐會導致血鈣過高而出現高血鈣症。若是服用補充劑，血液中濃度不得超過一百 ng/ml，尤其是超過一五〇 ng/ml，會導致維生素D中毒。

體重較重的人比較能夠忍受過量的維生素D，孩童的體重輕，因此能夠承受的相對極限較低。換言之不要讓孩子吞服過量維生素D，也就是不得任意服用魚肝油或補充劑。

每日至少三十分鐘以上至一小時的戶外運動，攝取富含維生素D的食物，才是維持血液中適度維生素D濃度，最安全且正確的途徑。

06 Q：火氣大要用保肝保健品？

A-6 只要是維生素B群，都可以減輕疲勞、上火症狀。

原來如此：

當一個人生活中出現壓力、過度疲勞、適逢考試，甚至包括女性生理週期，免疫能力下降時，口或鼻腔附近會出現小水泡。這樣的狀況俗稱為火氣大，但就醫學角度來說，它是濾過性病毒皰疹。

當初期症狀（隱隱刺痛）出現時，隨即吞服兩粒維生素B群，可以減輕症狀，甚至縮短症狀發生時間。若口腔附近已有水泡出現，可以添加維生素C，以促進傷口癒合。

跟著營養專家這樣做：

所謂維生素B群，其中主要包含硫胺素（維生素B1）、核黃素（維生素B2）、菸酸（維生素B3）、泛酸（維生素B5）、吡哆醇（維生素B6）、生物素、葉酸和鈷胺素（維生素B12）。有些維生素B群標示為維生素B50，就是B1＋B2＋B3＋B5＋B6……50就是數字部分的總數，而維生素B100就是B50的雙倍劑量，並沒有其他特點。

服用維生素B群錠劑，除了可以快速減輕疲勞、上火的症狀，

含維生素B群食物來源

維生素B1	全穀、馬鈴薯、乳製品、向日葵種籽、豬肉、乾豆類。
維生素B2	肝臟、牛奶、乳製品、酵母、魚類、肉類、雞蛋、菠菜、蘑菇、加入維生素強化的麵條。
維生素B3	乳製品、麵包、酵母、魚類、豆莢、瘦肉、堅果、家禽和雞蛋。
維生素B5	雞肝、向日葵種籽、鮭魚、酪梨、玉米、綠花椰菜、蘑菇。
維生素B6	向日葵種籽、香蕉、堅果、肉類、魚類、蛋和維生素強化麵包及穀類。
葉酸	豆類、豆莢、腎臟、全穀、橘椽類水果、深綠色蔬菜、雞肉、豬肉、內臟、貝殼類海鮮。
維生素B12	雞肉、貝殼類海鮮、酵母、雞蛋、肉類、牛奶、乳製品。

當進行各種麻醉，不論是簡單的牙科麻醉，或是大型手術之後，最好立即服用維生素B群，以幫助肝臟代謝解毒麻醉藥，協助免疫能力提升、恢復。當尿液出現鮮黃色時表示攝取的量已超過身體需要，可以減量服用。

07 Q：水果應該在飯前還是飯後吃？

A-7 飯前或飯後兩小時之內吃水果，沒有任何差異。

原來如此：

常聽到有人在討論水果要飯前吃還是飯後吃，其實飯前或飯後並沒有實質上的差異，空腹或和食物一起吃才具有特定的用意。空腹這個用辭，經常出現在服藥指示上，意指不論是進食前或後，都需間隔兩小時以上才能服藥。

水果所含的維生素分為水溶性或脂溶性。脂溶性維生素A、D、E、K，顧名思義，是必須在有油脂存在的情況下，才能被加以吸收利用。換言之，含豐富脂溶性維生素的水果，最好是和含有油脂的食物一起吃。不論是吃飯前後，只要在用完餐後的兩小時內，都稱之為和食物一起吃。水溶性維生素C和B群含量豐富的水果，就無所謂空腹或和食物一起吃，因為水果本身多少就含有水分。

跟著營養專家這麼做：

水果大都同時含有水溶性或脂溶性維生素，但還是有比例上的差異，因此還是可以區分出不同的吃法：

需和食物一起吃的水果

富含維生素A的水果：杏乾、哈蜜瓜、芒果、水蜜桃、木瓜、番茄。
富含維生素E的水果：橄欖、奇異果、番茄、芒果、杏乾、酪梨。
富含維生素K的水果：李子、奇異果、酪梨、藍莓、水蜜桃、葡萄。

1 每日營養建議攝取量或「DV」：美國食品藥物管理局（FDA）在一九九〇年代，規定食品加工製造商在包裝上，需標示其產品所含的營養成分占每日營養建議攝取量的百分比例表。它並不是一定需要的推薦服用量，因為所謂的營養建議攝取量，是涵蓋九十五％大族群需要，但個別的需要量差異極大。

2 β-內啡肽：也可稱為腦內啡，是腦下垂體所分泌的類嗎啡生物化學合成激素，可產生和嗎啡類似的愉悅、止痛感。

3 魚肝油：魚肝油顧名思義來自魚的肝臟，含有豐富的維生素A、D、E、K。魚肝油因為含有豐富的維生素A和E，所以被認為具有眼睛保健的功效。要注意的是，魚油常與魚肝油搞混，魚油主要存在魚皮及魚肚部位，含豐富的ω-3脂肪酸。

4 強化維生素D食物：衛生單位為了改善及確保民眾的飲食中，能夠攝取足夠的維生素D，所以建議食品業在牛奶、優酪乳、豆乳、杏仁奶、米漿奶、早餐麥片，及果汁食品中，添加維生素D以強化營養。添加的維生素D有兩種，分別為維生素D2（導鈣 Ergocalciferol）和D3（膽利鈣醇 Cholecalciferol）。這兩者都可以使血液中維生素D的濃度上升，但D3在長期維持效率上是D2的三倍以上，美國大部分營養素強化牛奶通常採用D3。九五〇毫升（相當於四杯）的牛奶中會添加四〇〇 I.U. 的維生素D3。

CHAPTER 5

礦物質篇

Q

礦泉水可以補充礦物質？

脫水時只要補充大量的水分？

運動之後必須喝運動飲料嗎？

腹瀉只吃白稀飯就可以了？

貧血時多補充鐵，越多越好？

多喝牛奶可以預防骨質疏鬆？

01：礦泉水可以補充礦物質？

A-1

礦泉水所含的礦物質量極少，不論喝那一種水主要是滿足身體對水的需求，而不是礦物質。

原來如此：

所謂礦泉水（Mineral Water）指的是從地底流出地表層的水，礦物質是在地下自然形成的無機物質，例如石英、煤炭、石油、鹽等，或是生物體經高溫焚燒後，殘餘下來的灰燼部分。礦泉水中含有可溶性礦物質在二五〇ppm[1]以上，所含的鈉、鈣、和鎂是天然存在的微量礦物質，非人工添加。

礦物質僅占人體重量的百分之四左右，卻具有極為重要的兩大生理功能：

①構成骨骼和牙齒的原料，如鈣、磷、鎂。

②維持重要生理機能，如調節細胞滲透壓、維持體液酸鹼平衡、心臟及肢體

肌肉的收縮、神經傳導、合成賀爾蒙和血色素等，如鈣、鈉、鉀、碘、鐵等。

礦物質對人體極為重要，所以坊間認為，喝礦泉水會比一般純水健康，但其實礦泉水中的礦物質含量極少，要確保體內有足夠的礦物質，還是得靠許多天然食物，不論是牛奶、堅果、蛋、各種深綠色蔬菜，所含的礦物質與微量元素，都比礦泉水豐富許多。

跟著營養專家這麼做：

在臺灣一般瓶裝水普遍被稱為礦泉水，但其實因為製作方式及所含內容的不同，而有各式各樣的種類。它們通常標榜著純淨衛生，又因為取得便利所以廣為流行。水是最便宜，但卻是維持健康最重要的營養素，然而比起一般開水，我們真的需要瓶裝水嗎？

★各種瓶裝水的介紹

礦泉水（Mineral Water）

水中所含的可溶性礦物質在二五〇 ppm 以上，所含的礦物質應該是天然存在並非添加的。

泉水（Spring Water）

來自地下地層中自然流到地球表面，由泉或井口採取到的泉水。主要品牌有 Poland 和 Crystal Geyser。

淨化水（Purified Water）

蒸餾過或去離子處理，或經過逆滲透去除雜質的自來水，這類瓶裝水的兩個主要品牌是 Dasani 和 Aquafina。

蘇打水或氣泡水（Sparkling Bottle Water）

水中壓縮一定量的二氧化碳（CO_2），再者使用不同的水源，會有不同標示，例如蘇打水（Sparkling drinking water）、蘇打礦泉水（Sparkling mineral water）、或蘇打泉水（Sparkling Spring water）。

在炎夏中為了想隨時擁有冰冷的水，許多人會將瓶裝水放入冷凍庫中結凍。這務必要避免，千萬不要將標有 01 PET 的塑膠水瓶放入冷凍庫，在解凍的同時，塑膠瓶會釋放毒素，導致瓶裝水被汙染。

瓶裝水和自來水的唯一不同之處，是負責管控的政府機構不同。臺灣和美國自來水的品質是由環保局（EPA：Environmental Protection Agency）管制，而瓶裝水則由食品藥物管理局（FDA）管制，這兩個機構對水的管制標準原則上是一樣，但裝水的瓶子品質並不在管轄內，並且飲用完的空瓶因為回收不易，埋在垃圾掩埋廠也只會成為百年不壞的塑膠化石，造成環境負擔。

站在健康、環保、和經濟（瓶裝水的價格比自來水貴許多）的角度而言，可以重複使用的環保水壺是最好的選擇，且不妨在飲用水中添加數滴檸檬汁、橘子汁、或小黃瓜片等，這樣一來不但能增加風味，而且其中所含的營養素會比任何一種瓶裝水來得豐富。

02 Q：脫水時只要補充大量的水分？

A-2 嚴重脫水時必須飲用同時含有鉀、鈉、氯的水，才能以等滲透壓進入細胞內。

原來如此：

當身體失去過多液體，如果沒有在適當時間內補充足夠水分，就可能發生脫水現象。脫水的定義是，飲進體內的水分明顯少於經由尿液、汗液、糞便、呼吸道及皮膚散發出去的水分，導致體內水分及電解質濃度不平衡，進而影響某些正常生理功能。

常見的脫水症狀有皮膚乾燥、口乾舌燥、頭痛、頭暈、四肢無力、肌肉痙攣、心跳加快。脫水時間過長會對腎臟造成傷害。當感覺口渴時，事實上已經有輕度脫水現象，預防的方法就是隨時補充足夠的水分。十八歲以上男性每日

電解質平衡細胞內外的滲透壓

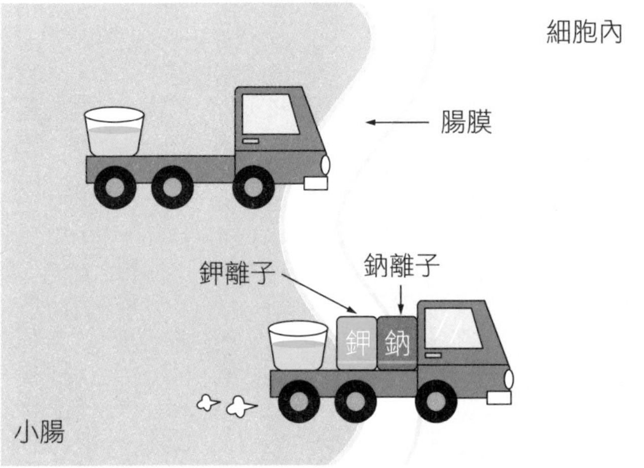

鈉和鉀離子等電解質，幫助細胞內外的滲透壓平衡，使水分可以順利進入細胞。

需要飲用三千七百毫升的水分，女性需要兩千七百毫升，氣溫越高需要量也隨之增加。

最常見的脫水原因，不外乎發燒（因體溫上升，使得體內水分蒸發）、腹瀉、嘔吐、運動時過度出汗（尤其在高溫或潮濕的氣候下），或皮膚受到大面積的損傷（燙傷）。

一般感到口渴時，只要適當補充水分，就可以緩解症狀，然而在中度或嚴重脫水的情況下，就不能只是單純的補充大量水分，而必須飲用含有鉀、鈉、氯等電解質與微量元素的水。這些電解質能幫助細胞內外的滲透壓平衡，使水分可以順利進入細胞。

極度口渴時避免飲用酒、各種提神飲料及濃度高的茶和咖啡，因這類飲料中所含的酒精和咖啡因是利尿劑。可樂、含糖氣泡飲料除了含咖啡因之外，同時也添加了許多人工香料、色素、及糖，這些都對人體有害，必須避免。

尿液是最好的判斷指標，正常的尿液顏色應該是清澈淡黃色，若顏色變深如茶色，代表水分攝取不足，尿液濃縮。嬰幼兒可以由尿布是否尿濕來加以觀察判斷，年幼的孩子父母必須每二到三小時，留意孩子是否排尿，尿液的次數及顏色的深淺是否有異。當孩子生病、發燒、在溫度高的環境下，或長時間於戶外活動時，必須時時、適量、多次地讓孩子飲用足夠的水分。

跟著營養專家這麼做：

適當補充水分是絕不可忽略的，一個人如果不吃東西可以活上四十天，但在沒有補充任何水分的情況下只能活三天。身體的水分會由呼吸、汗和尿液排出體外，一旦體內水分減少百分之二以上，就可能會導致短暫失憶和低血壓等；

另外有研究指出百分之九十的頭痛症狀，可能是脫水或飲水不足所造成。

輕度脫水可以直接喝水，中度脫水則需在水中加入少許的食鹽（每一千毫升加四分之一茶匙的鹽）。嚴重脫水時，十二歲以下的孩童最好儘快就醫，十二歲以上的孩童或成年人，可以在兩到四小時內，分數次、間隔性的飲用兩千毫升加了食鹽與糖的調配水（每一千毫升加半茶匙食鹽及六茶匙糖，均勻混合）。採用此法後，在數小時內若症狀沒有改善，一定得尋求醫療人員的幫助。

脫水送醫，醫生通常會給予點滴注射，以緩解症狀。打點滴以比較專業的方式來說叫做「靜脈輸液」，就是經由周邊靜脈將液體性的藥物、營養液輸入體內，省掉消化系統的吸收手續，快速達到改善療效，是一種很常見的醫療處置。

靜脈輸液的電解質濃度與體液必須相同，也就是所謂的等滲溶液[2]，通常被稱為生理食鹽水。換言之，注射點滴液的主要目的是補充身體流失的水分，用於緩解中度或嚴重的脫水，並不能補充足夠熱量，更談不上能補充維持正常生理功能所需的各種營養素。

03Q：運動之後必須喝運動飲料嗎？

A-3 日常運動後不僅不需要飲用市售的運動飲料，長期飲用甚至對健康有負面影響。

原來如此：

劇烈運動之後會排出大量汗水，尤其在炎熱的夏天，運動一小時後可能會流失兩千毫升的水分。建議運動期間每二十分鐘補充一次水分，一小時內最好得補充一千毫升。身體流失水分的同時，電解質也會一併流失，水分要回到細胞內，是依據滲透壓的原理，補充的水分必須同時含有適量的鈉和鉀等電解質，讓細胞膜內外形成平衡的滲透壓狀態，水分才能適度進入細胞內。

近年來因為運動風氣普及，市面上開始出現運動飲料，標榜可以補充人體在運動過程中所流失的體液以及電解質。然而運動飲料為了要好喝，在製造過程中通常還會添加許多糖、人工色素，以及香料，讓人在不自覺間，額外攝取了許多無益於健康的物質。尤其運動飲料所使用的糖，大多是採用高果糖玉米糖漿，這種用基改玉米做成的果糖，不但會造成肥胖，還會使身體發炎，在生活中最好能避免就避免。

跟著營養專家這麼做：

運動後該如何補足流失的水分和電解質？其實天然食材中就含有豐富的電解質鈉、氯、鉀，只須在補充水分後，加上一兩片蘇打餅乾（含鈉、氯）和一根香蕉或橘子（含鉀）就可以了。若想要補充鈉，可在水中加入微量的食鹽。

含鉀豐富的食物：

酪梨、白豆、菠菜、地瓜、椰子水、優乳酪、香蕉、杏乾。

含氯豐富的食物：

食鹽、海帶、番茄、芹菜、黑麥、橄欖。

04 Q：腹瀉只吃白稀飯就可以了？

A-4 白稀飯清淡又無刺激性，很適合腹瀉的時候吃，但必須添加少許食鹽，以補充腹瀉所流失的電解質。

原來如此：

出現腹瀉、嘔吐等腸胃型症狀時，身體會流失大量水分，導致脫水，同時也會喪失許多電解質，此時身體很虛弱，就算沒什麼胃口，也要吃一點含油少的蛋白質食物，如雞蛋以補充熱量。

為了不增加腸胃的負擔，此時最好吃些不油膩、無刺激性，並且能夠補足水分的食物。清淡的白稀飯是許多人在腸胃不適時的首選，食用時最好加入少許食鹽，補充鈉和氯，讓水分可以更順利地進入細胞。白稀飯所含的澱粉在長時間熬煮之後，會變得極容易消化、吸收，使得腸道可以休息。

跟著營養專家這麼做：

出現嚴重腹瀉症狀時，最需要注意的是脫水的問題，尤其發生在幼小孩童和年長者身上時，更是不得輕忽。市面上能找到由藥廠調配好，專門提供給發燒和腹瀉者使用的專用電解水（Pedialyte），當有嚴重腹瀉時，最好儘快服用這種電解水。除了白稀飯，飲用運動飲料或碳酸飲料（不含色素的汽水），在白開水中加入少許食鹽，或稀釋的味噌湯也可以補充流失的水分及電解質。但不要喝含蔗糖、高果糖玉米糖漿，或蜂蜜濃度極高的飲料，反而會惡化脫水現象。

05Q：貧血時多補充鐵，越多越好？

A-5

貧血不一定是鐵不足，維生素B12不足也是導致貧血的重要原因，切記過量的鐵也會破壞紅血球，呈現貧血的症狀。

原來如此：

鐵是微量礦物質的一種，是組成紅血球內血色素以及體內部分酵素的重要元素，紅血球負責輸送氧氣到身體各部位，鐵缺乏會影響紅血球的生成，導致貧血。許多女性、素食者都有這個問題。所以出現頭昏眼花、臉色蒼白等貧血症狀時，許多人會吃牛排、動物內臟，甚至服用鐵劑來補充。但是血液中含有過量的鐵反而會破壞紅血球，而呈現和缺鐵時一樣的貧血症狀。而且血液中過量的鐵，很難由肝臟中排出。再加上並不是所有的貧血都是缺乏鐵所導致，缺乏維生素B12或其他因素也會貧血。因此若想服用鐵劑，最好先到醫院檢測自己的

正常紅血球VS缺鐵性紅血球

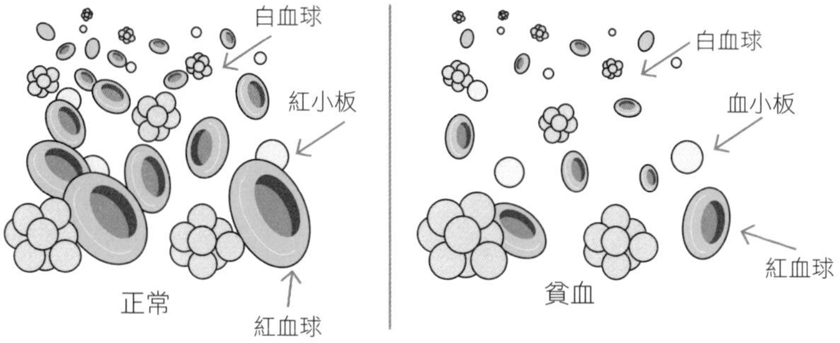

血色素不足，致使紅血球細胞變小，攜帶和運輸氧的量不足。

貧血類型，再由專業醫師開處方，千萬不能自行服用鐵劑。

大部分含鐵豐富的食物，主要來自動物的肌肉組織以及血液，所以素食者容易會有缺乏鐵或維生素B12所導致的貧血問題。除了多攝取含鐵豐富的植物性食物，如菠菜、黑芝麻、紫菜等，也可以隨餐食用橘子、柳橙汁或奇異果，因為攝取鐵的同時攝取足量的維生素C，可以加強鐵的吸收率達三倍以上。至於缺乏B12所導致的貧血，因為人體無法自行合成B12，維生素B12主要存在於動物性食物之中，建議素食者可額外補充酵母粉，每日大約兩匙，即可維持身體對維生素B12的需求。

跟著營養專家這麼做：

發現自己有貧血的現象，可以先從檢視自己的飲食習慣，是否有攝取足夠的鐵。動物的肌肉、血液組織之中含有豐富的鐵化合物，植物性食物中，深綠葉蔬菜也富含鐵。倘若長期有頭暈、倦怠、易喘，甚至嚴重到影響日常作息、工作、學習，這時最好請醫師檢查、開立處方。切記鐵在人體屬微量元素，所謂的微量，就是需要量極少，一不小心極容易過量反而會導致中毒，切勿自行服用任何一種微量礦物質補充劑。

含鐵食物來源

肉類	牛肉、豬肉、肝臟。
蛋類	蛋黃。
海鮮	蛤、貽貝、牡蠣等貝殼類、大比目魚、黑鱈魚、鱸魚、鮭魚或金槍魚、水漬沙丁魚罐頭。
蔬菜	各種深綠色蔬菜，如菠菜、紫菜、麝香草，馬鈴薯。
豆類	扁豆、豌豆莢、毛豆、堅果、黃豆製品如豆腐。
乾果	杏乾。
強化食物[2]	加鐵強化的牛奶、早餐穀物、麵粉、米、麵包等。
其他	全穀、黑巧克力。

06 Q：多喝牛奶可以預防骨質疏鬆？

A-6 牛奶是良好的鈣質來源，但富含鈣的食物並不只有牛奶，而且鈣的攝取，必須要搭配維生素D，吸收才能更有效率。

原來如此：

鈣是構成骨骼和牙齒的主要成分，同時可以幫助調節心跳與肌肉收縮，也與凝血、神經感應、酵素應用有關，對人體來說是很重要的元素。所以當我們無法從食物中獲得充足的鈣，為了維持正常生理機能，只好借用骨骼中的鈣，長期下來，骨骼會變得空洞。此外隨著年紀增長，骨骼的代謝消耗骨質速度會大於儲存速度，再加上賀爾蒙的遞減，多方影響之下使得罹患骨質疏鬆的機率上升。

也因為鈣如此重要，所以各國衛生機構對成人的鈣建議攝取量，每日就高達一千毫克。牛奶的確是良好的鈣來源，平均一毫升的牛奶，可提供約一毫克的鈣。吸收鈣的過程中，還需要維生素D的存在，豬肉、牛肉、牛肝、蛋黃、豆腐等，都是良好的維生素D來源。維生素D是脂溶性維生素，必須同時搭配適量的油脂，才能有效的吸收。皮膚經由陽光照射，會自行合成維生素D，所以每天至少晒太陽十五分鐘，也可以預防骨質疏鬆。

此外，構成骨骼的主要成分除了鈣之外，次要成分為磷，另外還有鎂，在日常飲食中，也別忘了這幾樣營養素的攝取。

跟著營養專家這麼做：

牛奶雖是良好的鈣來源，然而國人吃素、患有乳糖不耐的人很多，若無法從牛奶攝取鈣也請不用擔心。鈣來源是多元的，下面的表格將列出各種富含鈣的食材以供參考。請盡量在三餐中攝取各種含鈣豐富的食物，若擔心鈣攝取不足，也可酌量補充鈣片。

其他建構骨骼的元素，鎂來自五穀、乳製品、瘦肉、豆莢類、堅果類等。另外要注意，若長期攝取過多的磷，反而會促使鈣流失，所以要留意磷的攝取不宜過多。含蛋白質豐富的食物例如各種肉類，同時都含有磷，尤其是牛奶、肝臟、和酵母粉含磷量較高。

含鈣食物來源

乳製品	牛奶、起司、優酪乳。
深綠色蔬菜	龍延草、薄荷、野莧、香椿、山芹菜、黃秋葵、油菜花、黑甜菜、莧菜、紅莧菜、皇冠菜、紅鳳菜、油菜、芥藍、川七、九層塔、青蒜、紫菜、昆布。
堅果和豆類	黑芝麻、杏仁果、無花果、豆腐、豆製品、紅豆、花豆、毛豆、黃豆、開心果、蓮子、黑棗、紅棗。
其他	帶骨一起食用的小魚乾。

1 ppm（Parts Per Million）：通常用來描述溶液中化學成分的稀釋對比，例如水中所含溶解的礦物質或汙染物的相對濃度，「一 ppm」也就是每毫升樣品溶液水中，含有百萬分之一克對比的物質，因此，二五〇 ppm 相當於一公升的水含有二五〇毫克的某物質。

2 等滲溶液：高張液（Hypertonic）為細胞外面的液體含有高量的溶質，例如海水含有較多的鹽分，細胞內的水通過滲透向外移動以達內外平衡。低張液（Hypotonic）為細胞外面的液體含的溶質較細胞內低，例如一般自來水，細胞外的水通過滲透向內移動以達內外平衡。這兩種情況可能導致細胞爆裂或裂解。而等滲溶液（Isotonic），則代表其所含的電解質和體液相同。眼藥水就是一種等滲溶液，不論高張液還是低張液進入眼睛中，都會有不適現象，而眼藥水因為可以很順暢的進出細胞膜，所以不會有不適的現象。

3 強化食物：強化食物指的是在食物中添加某些微量營養素礦物質如鈣、鐵，和維生素（如維生素C、B、A、D、E）或益生菌，甚至經過基因改造以增加某些營養。在包裝食品中提供額外的微量營養成分，有的可能純粹只是個別廠商的商業考量，也有可能是政府在公共衛生上的政策，目地在降低飲食中可能缺乏某些營養素的機率。通常強化鐵的食品有：牛奶、穀物、麵粉、米等加工食品。

CHAPTER 6

健康篇

Q

現代人較健康長壽？

精神健康和飲食沒有關係？

只要吃對食物就可以確保健康？

讓孩子用刀、湯匙、叉子進食，比較方便？

越貴重稀少食物越營養？

現代人只有營養過剩，沒有營養不良的問題？

依人體組織中營養素所占的比例，所以要把飲食金字塔倒過來吃？

腸道是消化系統，與免疫系統無關？

01 Q：現代人較健康長壽？

A-1 現代人較長壽，但不見得較健康。

原來如此：

想要擁有高品質的老後生活，除了壽命的延長，同時也必須擁有健康的生理和心理。現代人的平均壽命雖然延長，但卻普遍存在慢性疾病纏身的現象。像是自體免疫疾病、癌症、心臟血管疾病、糖尿病、高血壓、腎臟病、骨質疏鬆症，以及肥胖。

這些健康問題，可簡單歸咎於四個原因，分別是：

①飲食不當。

②身心壓力。

理想的長壽

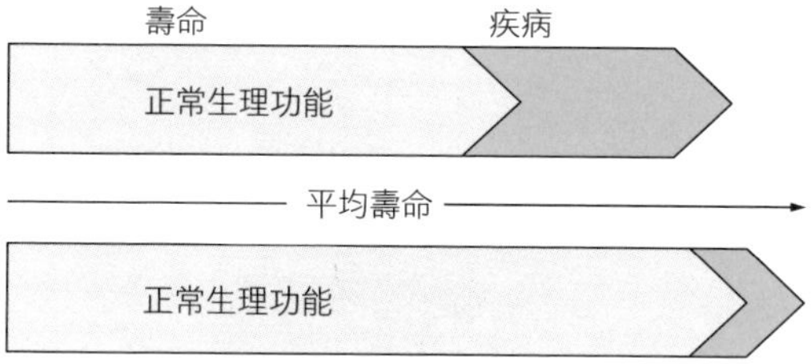

③睡眠品質差。

④缺乏運動。

現代人因為工業化飲食、都市生活的發展，形成了不健康的飲食型態：外食和購買外賣熟食的次數過多，導致攝取太多的加工食品與食品添加物。三餐的營養分配不宜，早餐過於簡單，而晚餐過於豐盛。夜生活盛行，常導致晚餐進餐時間太晚，影響睡眠品質。這些不健康的生活型態，長期下來會導致體內發炎，進而影響免疫功能。一旦生理功能出現失調，會嚴重影響健康和生活品質。

日本人的生活物質消費極高，工作壓力大，但令人好奇的是日本人的平均壽命男性為八十五歲；女性為八十七．三歲，全世界排名第一。健康的飲食習慣應該是功不可沒。由此可知，良好的飲食習慣對於身體健康，有著絕對性的關鍵。

理想健康

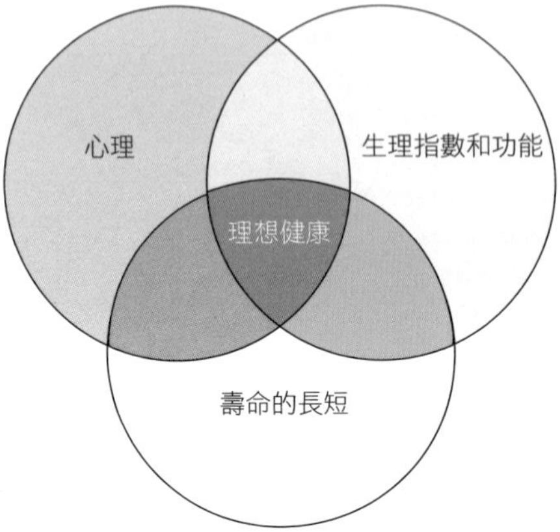

跟著營養專家這樣做：

為了矯正飲食習慣，建議大家從回歸家裡餐桌用餐開始，讓「自家廚房成為健康的基地」。建立正確的營養學觀念、養成正確的飲食態度，才能讓自己擁有健康。

此外，完整的健康概念，除了生理指數和功能、壽命長短，還包含了心理的層面，也就是精神、情緒的狀態，和社會的互動狀況。就算健康檢查的結果一切正常，但也僅是生理上，並不完全算是一個健康的個體。均衡適量的營養、運動、和高品質的睡眠，才是擁有健康最真實的保證，和人生中最佳的投資。

02：精神健康和飲食沒有關係？

A-2

食物不僅能提供生理所需的熱量和營養素，在精神健康層面也是不可忽視的正能量。

原來如此：

西元兩千年之後，自殺躍居於許多國家的十大死亡原因之一，在美國的亞裔比其他族裔群體具有較高自殺率，原因很多不外乎：

・精神異常：抑鬱症和焦慮症的出現，是演變成自殺念頭的重要指標之一。

・社會因素：家庭矛盾，認為自我是他人的負擔，歷經被歧視或暴力，這些都會增加試圖自殺的想法。

・慢性疾病：男性罹患慢性疾病者，較沒有慢性疾病者，更容易有自殺念頭。

飲食跟身心健康密切相關，食物中的營養素組成了大腦的結構與功能，也因此我們每天所攝取的食物內容，的確與精神狀態息息相關。而正確的飲食型態更可以預防慢性疾病，並幫助我們以積極正面的態度，去面對、改善已經存在的各種生活與健康問題。

美國政府每十年擬定健康改善的目標——Healthy People 2020，至今在所有健康問題中，只有精神異常和口腔衛生這兩項，不僅沒有改善甚至惡化。讓人訝異的是精神異常竟然始於五到九歲，其後十到二十四歲的族群，精神異常人數占所有疾病中最大的一個比例。換言之，不要輕視年幼的孩子在心理及生理上的健康狀況。

餐桌上是建立親子關係最好的場所。平時最好不要讓情緒低落的人、獨居的年長者、孩童及青少年單獨用餐，盡量以「家庭共餐」為主，一家人一同用餐可以增進家人的互動和凝聚力；而親友之間的不定期相聚，也可以在互相扶持中，撫慰寂寞和進行情感交流。尤其是自己親手製作的食物，更包含許多親情的愛，具有療癒心理的正面效果。

品嘗食物的酸、甜、苦、鹹、和鮮味，是人一生中被賦予最美好的禮物，食物不僅給予人體熱量，更帶給我們生存的希望，即使是病重的人，在腸道功能允許的範圍內，儘可能享受可口美食，尤其是人生的最後一段路，即使只有一口，在精神層面仍極為重要。

跟著營養專家這樣做：

下面列出與情緒相關的營養素，這些同時是均衡飲食中的一部分。適當的營養可以幫助維持生理和情緒的健康。

ω-3脂肪酸

ω-3脂肪酸可以降低血液中「壞」血清膽固醇，增加「好」血清膽固醇，這不僅可以維持心臟血管的健康，還可以改善心理健康和情緒。ω-3脂肪酸可增加大腦中主管情緒的灰白質，並協調生理上的信號傳遞。

ω-3脂肪酸存在於海產品，如鮭魚、鯡魚、沙丁魚和鯖魚，以及亞麻籽、亞麻籽油和胡桃之中。

色胺酸

色胺酸是一種胺基酸，是身體在合成「羥色胺」等化學物質時所需要的原料。患有抑鬱症者的體內，羥色胺的濃度往往偏低。雖然有研究利用色胺酸來提升羥色胺以治療抑鬱症，但目前仍沒有足夠的科學證據支持這樣的作法是否真的有效。

色胺酸存在紅色肉類、乳製品、黃豆製品、和火雞肉中。所以有人會在睡前喝杯溫牛奶以促進睡眠，感恩節攝取大量火雞肉之後，很容易感到昏昏欲睡，這些都是色胺酸所致。

鎂

鎂是一種可以幫助身體產生熱量的礦物質營養素，還有助於肌肉、血管和心臟的正常運作。有研究在探討讓患有抑鬱症的病人服用額外的鎂，可以加速情緒上的恢復。

鎂存在全穀類、綠葉蔬菜、豆類、堅果，和酪梨等食物之中。

葉酸和維生素B12

屬於維生素B群，在加速新陳代謝的過程中以及血球細胞生成中扮演重要的角色，同時也涉及到化學物質「多巴胺」和「去甲腎上腺素」。在許多情況下，抑鬱症患者體內這些化學物質的量偏低不足，若增加血液中葉酸和維生素B12的濃度，也可以提升治療抑鬱症的藥物效果。

葉酸存在綠葉蔬菜和水果中。維生素B12主要存在於魚類、貝類、肉類、和乳製品。

食物與情緒的研究雖然有限，依然存在許多科學證據不足的問題，但不可否認，食物對於精神健康的確有直接和間接影響。倘若發現自身或家人有抑鬱傾向，心理健康出了問題，還是要尋求專業協助，並以健康的飲食為輔。

03：只要吃對食物就可以確保健康？

A-3 健康不僅是吃對食物，更重要的是飲食行為和態度。

原來如此：

近三十年來科學研究蓬勃，保健意識普及，但都著重在該吃多少熱量和單一營養素，卻忽略了吃的文化中，還有著非常重要的飲食行為。換言之，過於重視「量」的問題，卻忽略營養、保健、和飲食行為的品質。

現代人的飲食行為，普遍有著下列五大不良飲食習慣，長期如此，會導致體內發炎，終至慢性疾病的誘發。

★五大不良飲食習慣

1. 外在環境誘發「想吃」

吃應該是為了滿足生理上因飢餓產生的一種健康且愉快的自然行為。然而目前的大環境，吃往往變成為一種盲目的消費行為。為了刺激民眾的消費欲，市面上充斥著各種令人垂涎欲滴的食品廣告，以及五花八門的健康食品，不斷告訴大眾，應該吃這個、必須買那個。許多人對吃的需求，已不建立在實際的生理需求，而在意識與加工食品之間形成拉鋸戰。

2. 進食過於倉促

進食後血糖會開始上升，當上升到一個程度會送出信號，告訴腦部飽食中樞已經吃夠了。但現代生活步調快速緊湊，導致進食時間不足，容易囫圇吞棗，沒有充分時間讓身體感覺已吃夠，當有感覺時已經吃過量了。

3. 經常呈現飢餓狀態

減肥文化盛行，許多人試圖抑制對吃的欲望，甚至對吃感到愧疚，強迫自己不吃東西。不少人經常處在飢餓狀態，過度飢餓之後的進食，極容易呈現暴飲暴食。

4. 加工食品無法滿足心理和生理的需要

經由加工處理廠所合成的加工食品，為了讓食物呈現更精緻的口味，所以去除了粗糙的部位（如稻穀的麩、胚芽），營養價值已遠不如保留完整型態的天然食物。此外為了要讓這些加工食品更好吃、吸引人們消費，廠商們會額外添加許多人工香料、糖、油脂。基本上只能提供熱量，對生理、心理健康都無多大益處。例如糖的代製品可以暫時瞞騙味覺，卻無法騙過小腸對糖的感覺（不僅是舌頭上有酸、甜、苦、鹹、鮮的味覺，小腸內也有），反而會吃進其他高熱量的食物以滿足需求。研究證實，改喝代糖飲料的人，體重不見得可以改善，甚至會越喝越胖。

5. 進食時一心多用，食不知所以然

無論是大人或孩子，在一心多用的情況下，無法知道自己吃進些什麼，容易食不知味或是吃過量。進食本該是人生最大的享受，一邊吃飯一邊看電視甚至

滑手機，卻計較著吃進多少營養素與熱量，都是本末倒置的行為。

跟著營養專家這樣做：

吃得好不如吃得健康，該如何改正五大不健康的飲食行為和態度，以下將介紹因應方法：

★改正五大不良飲食習慣

1. 學習因生理的需要而「需要吃」

攝取均衡的營養是為了滿足自身生理代謝需要，維持健康生理功能，飢餓時再適時補充。平時少吃零食，否則很容易不自覺得就想吃東西。

2. 進食時間充足

每餐至少有二十分鐘以上，好好地享受食物。細嚼慢嚥地品嘗食物的同時，讓身體有充分時間感受吃夠了，而不致於過量。聆聽感受自己的身體，當舉筷卻又猶豫是否有需要再多吃一口時，就表示已經吃夠，不要再吃。

3. 別過度飢餓

過度飢餓之後極容易呈現暴飲暴食。避免吃過量最好的方法，就是不要讓自己餓過頭。外出赴宴之前，事前先吃一些健康的蔬菜水果墊肚子，或隨身攜帶健康的零食，如各種堅果，當飢餓感出現時，適時補充熱量。

4. 吃真正的食物

加工食品和人造的代製品，絕不能提供生理上所需的營養素，和滿足心理上的飽足感。提升食物的品質，吃真正的食物，你會發現就算分量不多也足夠。

5. 進食時一心一用

要吃得更健康，必須先將電話、電腦或電視各種現代電器產品完全置於一旁，好好地吃飯，這是一個看似簡單，卻極為重要的飲食態度和行為。學會用心進食，也就是有意識和專心的吃飯，目的在專注和感受食物對身體的影響，除了享受食物帶來的美好，也更能體察自己的生理需求。

★教導孩子正確的飲食態度與行為

長輩經常說，吃飯好比皇帝高居重位，不得任意打擾。從這句俚語我們可以得知飲食對我們的生活可是占據第一順位的重要，也因此建議要從家庭出發，教導孩子體驗食物與身體的關係，從孩童時期就開始養成良好的飲食態度與行為。以下介紹施行的要點：

營造健康的飲食環境

父母有責任和義務提供孩子正確的食物，營造健康的飲食環境，如盡量不要讓不健康的加工食品如洋芋片、糖果、含糖飲料進入家中，讓各種五彩鮮豔的天然水果進入孩子的視野，隨手可得。

尊重孩子對食物的選擇

許多研究證實，一個幼兒在二至五歲的階段，會根據生理上的需要，自我調節一天或數天中，食物攝取量的多寡。這個調節能力會在五歲以後逐漸減弱。而大部分的父母都會擔心自己的孩子吃不飽，進而強迫餵食，這些不自覺的舉動，會在無形中破壞孩子的自我調節能力。同時更要學習尊重孩子也是獨立個體，自身有權力選擇攝取的量和種類。

換言之每一個人都要學習，如何感受自己生理上的需要。若孩子有挑食、拒絕某些食物的現象，得有耐心的不斷讓這些食物出現在日常飲食中，研究顯示食物必須出現十次以上，孩子才會試著去嘗試。

培養正確進食態度

正確的進食態度包含：細嚼慢嚥，用心和充分的進食時間。經由好好吃飯來愛自己，是維護健康不可缺的正確飲食態度。這都是從小就必須學習、具備的重要課題。千萬別讓孩子為滿足父母的要求而吃。

Q04：讓孩子用刀、湯匙、叉子進食，比較方便？

A-4 用筷子吃飯比起使用刀叉跟湯匙，不僅可以吃得更健康，還可以訓練雙手的反應及神經傳導。

原來如此：

筷子是大多數東方國家，如中國、日本、韓國、印尼、越南和西藏、尼泊爾等國人進餐時必備的傳統用餐工具。筷子雖然只是兩根長度相等的棍子，使用起來卻是一種極度微妙的藝術，需要許多的耐心加以練習，在健康的飲食行為中，扮演極為重要的角色，不得輕易捨棄。

對亞洲人而言，這是一個再平常不過的日常動作。事實上筷子的操作，提供了許多生理上的好處，包括手眼協調能力的發展。使用筷子已經超越了如何攝取食物的境界，甚至有「改善飲食行為」和「訓練手指極高精細動作」此兩大功能。

運動技能是由大腦、神經系統和肌肉一起運作的綜合反射動作，包括精細和大動作兩大類技能。

大動作技能是使用手臂、腿、軀幹和腳部位的大肌肉，做出如跑步和跳躍等較大的動作。精細動作就是使用手指、腳趾、手腕、嘴唇和舌頭的小肌肉，加以操作的精細小動作，如使用大拇指和食指撿取東西，這與協調發展是否良好有著密切關係，筷子的使用是屬於這類的精細動作。

操作筷子的那隻手，必須具有極度精密良好的協調力，才能夠執行夾取食物的動作，類似於畫圖和寫中國書法。當一個人腦部或手臂受傷，最明顯的失調，就是無法自己進食和扣衣服的鈕釦，更不用說使用筷子吃飯。已有不少研究證實，經常使用筷子，不僅可以幫助兒童學習寫字，還可以改善記憶力和專注力。

一些非亞裔的外科醫生和音樂家，也都盡量使用筷子進餐，或是試圖用非主導的那隻手，去扣襯衫鈕釦或刷牙，目的在自我訓練，以提高手的精細反應敏感度及運作。身為亞洲人很幸運，從小就能有機會學習使用筷子，現今西方文化束進，也影響原有的進餐方式，不再全部使用筷子，這是生理發展上的一種損失。

跟著營養專家這麼做：

務必要讓下一代好好使用筷子，不要因為怕孩子在學習使用筷子的過程中，食物掉滿地，需要額外的清理工作，而抹煞了孩子自我學習和發展精細運動技能和良好協調的機會。尤其現代人的生活近乎完全依賴電腦，孩子在神經發展過程中拿筆寫字的機會近乎於零，這同時已經喪失了發展精細小動作的機會，換言之，千萬不能摒棄用筷子進食的優良傳統。

05：越貴重稀少食物越營養？

A-5 不管什麼食物，只要不會引起任何過敏反應，都是有營養的食物。昂貴食物的營養價值不一定好。

原來如此：

任何食物都含有一種或一種以上的營養素，所以不論是什麼食物，對個體而言，只要不會引起任何過敏反應都是有營養。但是任何單一食物都無法提供身體維持正常生理功能的所有需求，我們必須攝取各種食物，來支援配合生理需要，這就是所謂的均衡飲食。

所攝取的食物種類越多，可使營養素彼此互補的更平衡而完整。例如：玉米含有六種必須胺基酸，其中有一種必須胺基酸（Methionine）是紅豆沒有的，而玉米中缺少兩種胺基酸（Tryptophan 和 Lysine），卻存在紅豆當中，所以在一餐中同時攝取這兩種食物，就能攝取到較完整的胺基酸。

日式便當的配菜因為顏色多、種類多，單一食物的量少，一餐中至少會有九種以上的食物。日本飲食指南建議大家，每天要吃三十二種，也就是每餐至少十種天然食物，不是加工食品，更不是吞服各式各樣的維他命。事實上一餐中要攝取十種天然食物並不難，在這裡提供兩種早餐食譜：

①將脫脂牛奶、胡桃、純優酪乳、藍莓、黑莓、亞麻籽、香蕉、和草莓一起放入果汁機打成綜合奶昔，再加上一個蛋，一片全麥麵包，這一餐中就攝取了十種食物。

②將草菇、洋蔥、番茄、菠菜、火腿、起司、酪梨、九層塔、和蛋做成煎蛋捲，加上含皮的馬鈴薯丁及一杯低脂鮮奶，這樣的早餐不僅有十一種食材，且具有豐富的蛋白質、鈣、纖維、和 ω-3 脂肪酸。

跟著營養專家這樣做：

下列十點飲食原則，可以讓您用最普通的食物，花最少的錢，吃得更健康：

①吃真正的食物，絕不是加工食品。
②食物的種類越多越好，一餐當中以十種食材為原則。
③食材的顏色越多越好，利用此原則可以多元攝取到不同的蔬菜水果。
④重視早餐品質，早餐要吃到適量的蛋白質、抗氧化物質、和 ω-3 脂肪酸。
⑤充分的進餐時間，每餐至少需要十五到二十分鐘的進餐時間。
⑥細嚼慢嚥地享受品嘗食物，讓身體感受到已經吃夠了，而不致於過量。
⑦晚餐分量減少，內容清淡，用餐時間提前到睡覺前三到四小時以上。
⑧飲用足夠水分，避免含糖，尤其是含高果糖玉米糖漿的飲料。
⑨使用鹽、檸檬、香菜、茴香、九層塔等自然香料增加食物美味，盡量遠離各式人工調味品，如蠔油、沙茶醬、烤肉醬、番茄醬等。
⑩減少使用免洗餐具，或是塑膠包裝，免得汙染食物及環境。

Q06：現代人只有營養過剩，沒有營養不良的問題？

A-6 營養不足或營養過剩都是營養不良，九十九%現代成年人有隱性飢餓風險。

原來如此：

四、五十年前許多國家或地區，因物資缺乏，普遍出現熱量和蛋白質攝取不足等營養不良問題，其外觀就是瘦骨如柴，甚至非州貧窮地區的孩子，因蛋白質攝取不足導致四肢如材、腹部腫大。而今物質生活條件大大改善，大部分的人自然而然認為現代人的營養比較好。這並不完全正確，無論在先進或開發中國家的營養健康問題，都屬於營養不良，只是問題的角度、層面不一樣。

根據世界衛生組織（WHO）宣稱，營養不良一直是幾個世紀以來，全球性人類健康最嚴重的一個威脅。那麼到底什麼是「營養不良」呢？營養不良的定義是：因食物供應不足，或營養素攝取不均衡，以致體內缺乏適當的營養素。或者即使吃了，身體卻無法加以吸收利用，例如長期慢性腹瀉、消化障礙，或藥物的影響，使得體內營養素的存在量不足，導致生理功能受影響。

而這包括兩種完全相反的層面，「營養不足」或「營養過剩」都稱之為營養不良。營養不足是飲食中沒有攝取足夠的熱量和蛋白質，無法維護正常的生理現象與生長，也可能是疾病的因素，導致身體不能充分利用所攝取食物中的營養成分。而營養過剩則是熱量或某些營養素如飽和脂肪酸、糖、或鈉鹽的攝取量過多。

★肥胖是現代營養不良的表徵

在一九五〇年代以前，大部分地區物質缺乏，營養不足普遍存在社會之中，面黃飢瘦是貧窮的寫照，肥胖代表了發福、生活富裕。而今卻反過來，人人皆擔心熱量過剩，肥胖已在現代醫學上被標示為不健康的指標，甚至是教育、社經地位低落的表徵。

現代人的壽命較以往長，但健康、生活品質和營養狀態卻不見得比較佳。事實上，現今物質過剩的環境下，不少人的營養狀態，卻是處在缺盈不均的不良狀態。

一般人的日常飲食中，全穀類、蔬菜、水果、乳製品，和海產品等食物的攝取量，與飲食指南的建議量對照，會發現嚴重不足，以至於普遍嚴重缺乏纖維、鉀、鈣、維生素D和必須不飽和脂肪酸。長期缺乏重要營養素，恐怕會導致骨質疏鬆、便祕、心臟疾病、和體內發炎。反之動物性飽和脂肪、精製穀物、糖和鈉卻明顯超出每日飲食建議量，長期下來會導致肥胖、心臟血管疾病、癌症、高血壓等慢性疾病。

另一個造成現代人，尤其是兒童出現營養不良的因素，是食用過多加工休閒食品。大部分的休閒食品是僅含有空熱量的垃圾食物，一九七七年至二〇〇二年間，美國人每天吃三次或多於三次休閒食品的百分比，從十一%上升為四十二%。研究人員也曾進一步詢問接受調查的孩子，發現在前一天吃了休閒食品的孩童，他們在第二天的三餐中所攝取的必須營養素的百分比會明顯下降。

現代人營養攝取和建議量的對照

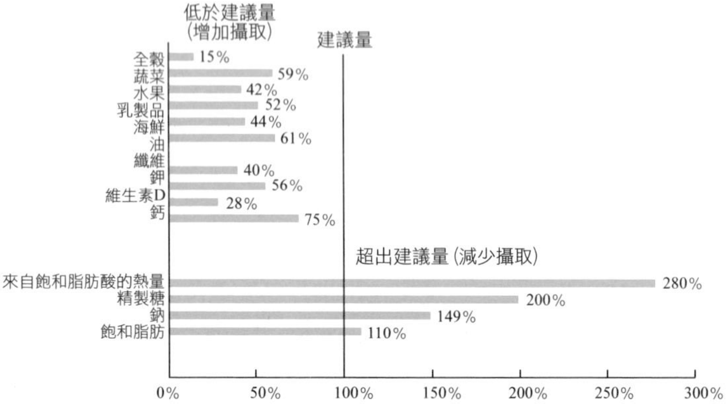

資料來源：How do typical American diets compare to recommended intake levels and limit.

跟著營養專家這麼做：

大部分人的身體一出生就已被設計成一個健康完整的個體，是否能持續保持健康，遠離疾病，就必須提供身體適當的蛋白質、好的油脂、碳水化合物和微量營養素（維生素、礦物質、和抗氧化劑）。如果感覺飢餓、煩躁、嗜睡或餐後情緒低迷，這些都可能是供給身體的營養素不足，是營養不良的一種跡象。

將許多已開發和開發中國家的營養調查結果和營養建議量相互對照下，發現普遍不足的營養素包括纖維、鉀、維生素D、鈣、和質優的不飽和油脂。而攝取不足的食物為全穀類、蔬菜、水果、乳製品和海產。反之攝取過剩的營養素為來自飽和脂肪的熱量、精製糖、鈉鹽。過剩的食物包括紅色肉類、家禽肉、蛋、精製穀類（麵粉、白米等）、含高果糖玉米糖漿的含糖或碳酸飲料，以及油炸食品。

07Q：依人體組織中營養素所占的比例，所以要把飲食金字塔倒過來吃？

A-7

人體利用營養素做為熱量的順序是碳水化合物，其次是脂肪，基本上不利用蛋白質當作熱量來源。把飲食金字塔倒過來，此種飲食模式絕不可取。

原來如此：

以七十公斤體重的人體為例，其中體蛋白質占十二公斤、脂肪十二公斤、醣類〇．五公斤、水四十二公斤（六十％）、骨骼礦物質三．五公斤，所以坊間有一說法，營養素要按照人體組織的比例來攝取，也就是將飲食金字塔倒過來吃。

這個說法絕不正確。少吃碳水化合物，多吃脂肪和蛋白質的飲食模式，等於

飲食金字塔

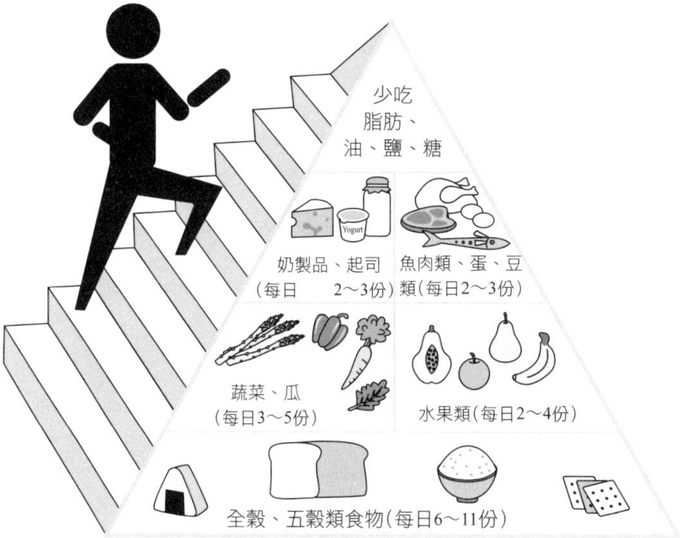

將飲食建議的種類比例倒過來，就類似石器時代的飲食模式（Paleolithic Diet）或是阿特金斯飲食法，以攝取大量肉類為主。但石器時代人體的活動量極大，而且沒有五穀農作物，蔬菜水果來源更是與現代食物差異極大。換言之，現代人的生活方式與飲食來源，與石器時代已相去甚遠，不適合回歸到從前的飲食模式。

雖然人體中含有的醣類只有〇・五公斤，且以肝醣形式存在肝臟和肌肉當中，但人體利用大量營養素的順序主要是碳水化合物，其次才是脂肪。蛋白質是建造肌肉、細胞、器官、組織、頭髮、指甲、賀爾蒙、和消化酵素的原料，而不是熱量來源。

跟著營養專家這樣做：

健康的飲食絕不是減少五穀主食類，增加油脂和肉類的攝取。均衡飲食中的營養素比例，應該有五十五%熱量來自碳水化合物，三十%熱量來自脂肪，剩餘十五%熱量來自蛋白質。若以食物體積來判斷，蔬菜水果的量應該占飲食總體積的一半。

Q08：腸道是消化系統，與免疫系統無關？

A-8

腸道除了是消化系統外，也是身體最重要的免疫系統之一。尤其腸道內的益生菌，與我們的健康更是息息相關。

原來如此：

腸道除了是消化系統外，也是身體重要的免疫系統之一，而腸道的健康與益生菌密不可分。益生菌指的是存在腸道中，有益於消化系統健康的活細菌及酵母菌。

食物從口腔開始，咀嚼、吞嚥之後經由食道進入胃部，胃利用研磨與胃酸等機制，將大分子降解成小分子。這段過程食物只經物理性的研磨及部分的分解，並沒有真正的消化和吸收。直到進入小腸，才開始消化和吸收的機轉。而無法被小腸消化吸收的食物成分，最後進入大腸，大腸會將水分回收體內，殘餘的固態廢物在此形成糞便排出體外。

小腸不但在消化和吸收上扮演極重要的角色，它同時也是人體最大的免疫器官，是抵抗不良外來因子的重要防線，當外來因子長期刺激小腸絨毛，免疫系統將會啟動。例如對麵筋過敏的人，若不小心吃下麵筋，會引發全身性的過敏反應，導致皮膚出現紅疹。人體七十%的免疫問題，都與小腸的健康狀態有密切相關。

★腸道內好菌是健康指標

通常認為細菌會導致疾病，但是人體的腸道內充滿了細菌，包括好的和壞的細菌，並形成一個生態。益生菌也就是通常被稱為「好」或「有益」的細菌，占所有腸道細菌的七十五%，有助於維持腸道的健康。它可以幫助食物運送，順利通過腸道，改善過敏性腸綜合症狀、炎症性腸病，除此之外，還可以幫助治療因病毒、細菌、或寄生蟲所導致的傳染性腹瀉。

益生菌除了自然存在人體小腸內，也存在某些發酵食物和補充劑中。攝取益生菌含量豐富的食物，可以補充腸道中所謂「好」的細菌，幫助維持「好」與「壞」兩種細菌生態平衡，以維持消化系統應有的健康。

益生菌是活的菌體，所以對熱、濕度、和氧氣量都非常敏感，如果曝露在不利的環境中，存活率會大大降低。壓力、加工食品、不健康的飲食型態、酒、藥物，和環境汙染的毒素都會扼殺益生菌，美國有七十%的人有益生菌失調的問題。一九九〇年代中期，大眾與醫學界開始關注益生菌對人體的益處。腸內科醫師也建議採用益生菌改善消化，或相關的消化道問題。

跟著營養專家這麼做：

有許多被歸類為益生菌的細菌，對腸道具有不同的好處，最常見的是下列兩類，在選購含有益生菌的食品或是補充劑時，請確認含有這兩種主要的菌株：

1. 嗜酸乳桿菌（L. acidophilus）

這是乳桿菌屬中最重要且最常見的益生菌株，它很容易寄居於小腸壁上，以協助小腸消化和吸收來自乳類食品的營養成分。存在優酪乳或稱之為酸奶等發酵食物中。不同的菌株有助於改善腹瀉，也有助於改善乳糖不耐症（無法消化牛奶中的乳糖，而導致腹瀉等症狀）的問題。

2. 長雙歧桿菌（B. longum）

和嗜酸乳桿菌一樣，也是成人消化道中最常見的益生菌之一，有助於維持腸壁生態的完整，這種菌在清除毒素上特別活躍。長雙歧桿菌存在小腸和大腸中，能幫助消化乳製品，尤其是年長者消化乳製品的能力下降，可藉由補充長雙歧桿菌協助。同時長雙歧桿菌在分解複雜的碳水化合物、脂肪、和蛋白質的過程中，扮演非常重要的角色。長雙歧桿菌存在一些乳製品中，有助於緩解大腸激躁症（IBS）[1]和其他一些伴隨的症狀。

除上述兩種菌株之外還有另外兩種菌株也很常見：

3. 發酵乳桿菌（L. fermentum）

有助於中和部分消化過程中所產生的副產物，促進腸道中細菌生態的健康。

4. 鼠李糖乳桿菌（L. rhamnosus）

有個暱稱為「旅遊益生菌」，可以預防在外出旅行中所引發的突發性腹瀉，可說是旅行者的守護者。

★攝取益生菌的注意事項

食用益生菌補充劑時，若是出現腹瀉、便祕、脹氣、腹脹等症狀，此時必須留意，建議立即減少攝取量，然後再由少量重新開始，慢慢遞增。

若是在利用大劑量益生菌治療腸道問題時，觸發過敏反應如腹瀉或腹痛，必須停止食用，立即諮詢醫生相關的正確訊息。雖然許多研究證據顯示益生菌補充劑或是優酪乳對健康的人是有益，在一般情況下可以安全使用。但免疫功能不全的人必須謹慎使用，例如具有敗血症危險機率的人，自體免疫疾病、心臟感染、服用治療潰瘍性結腸炎藥物者，絕不可自行服用。

美國食品藥物管理局視益生菌為食物的一種，而不屬藥物。不同於製藥，益生菌補充劑製造商的產品或相關工作，並不受美國食品藥物管理局的安全規範。

★富含益生菌的食物

以下將介紹市面上普遍可見的益生菌食品：

活菌培養的優酪乳

或稱為酸奶，尤其是用羊奶手工培養的優酪乳含較多的嗜酸乳桿菌。購買優酪乳時務必判讀營養成分，並不是所有優酪乳品質都是好的，尤其是調入各種風味的優酪乳，經常會添加高果糖玉米糖漿或人工甜味劑，以及人工香精。

開菲爾（Kefir）

類似優酪乳，這也是種乳製品，混合羊奶和開菲爾穀物一起發酵而成。不僅含豐富的嗜酸乳桿菌和長雙歧桿菌，而且含有豐富的抗氧化劑。

未熟成的起司

尤其是採用羊奶製做未經低溫殺菌的起司。

美式酸黃瓜及發酵的酸菜（Sauerkraut）

不僅含有益生菌，可以改善過敏的症狀，同時含有豐富的維生素B、A、E和C。

黑巧克力

益生菌可以被加入品質好的黑巧克力，其含益生菌的量甚至可以是乳製品的四倍以上。

微藻類（Microalgae）

例如螺旋藻、淡水藻，和藍綠藻。這類食物可以增加腸內嗜酸乳桿菌和長雙歧桿菌的複製量。

味噌

味噌是採用黑麥、黃豆、米、和大麥加以發酵製成，這是日本人飲食中必備的食物，經常用來調節腸道系統。同樣含有豐富的嗜酸乳桿菌和長雙歧桿菌。

豆豉和納豆

用黃豆加以發酵，不僅含豐富的益生菌，同時含有豐富的維生素B12。但要留意中式黑豆豉含鈉鹽量極高。

韓國泡菜

含有豐富的益生菌，且含有豐富的維生素A、C、B1、B2、和鈣。

康普茶（Kombucha）

是一種經過發酵的綠茶或紅茶，甚至含有氣泡，來自類似菇菌的發酵。

發酵乳酸飲料

市面上有許多所謂健胃整腸的發酵乳酸飲料，雖含有乳酸菌，但不代表就是益生菌，泡菜或是羊奶所做的活菌培養的優酪乳才含有真正的益生菌。此外絕不能忽略許多乳酸飲料的含糖量極高。要營造腸道中益生菌生態更健康，飲食中也必須含有適當的纖維，減少食品添加物、飽和脂肪酸，和精製糖的攝取。

1 大腸激躁症（Irritable Bowel Syndrome）：又稱為腸易激綜合徵，是一種功能性異常的腸胃疾病。可能會引起腹部絞痛、腹脹和改變排便習慣，有些患有這種疾病的人會有便祕現象。

CHAPTER 7

生活保健篇

Q

鹼性水可以調節體內的酸鹼度，有益健康？

提神飲料可以消除疲勞、補充能量？

吃甜食可以改善心情？

睡前喝酒有助於睡眠？

睡前吃宵夜只需擔心會變胖？

瘦的人想增重，可以愛吃什麼就吃什麼？

啤酒肚是喝太多啤酒？

標示無糖和無脂肪的食品，就代表不含熱量？

Q01：鹼性水可以調節體內的酸鹼度，有益健康？

A-1 大多數人並不特別需要鹼性水。

原來如此：

「鹼性水」指的是水的pH值較普通的飲用水偏鹼，pH值是測量物質的酸性或鹼性的數字，其範圍為〇到十四。例如，pH值為二的物質是極強酸性，pH為十三的物質是極強鹼性。正常飲用水通常為中性，pH為七，鹼性水的pH值通常為八或九。

鹼性水又分為自然鹼性水和人工鹼性水兩種。水流通過岩石的過程，使得自然界的礦物質溶入水中，增加了其鹼性度，就形成自然的鹼性水，也就是我們常見的礦泉水。而人工鹼性水，則是將一般飲用水用水離子分離器處理，或添加pH鹼的藥劑，使其呈鹼性。添加pH鹼藥劑的鹼性水，最好使用蒸餾水製作，因為自來水或瓶裝水中可能含有其他成分，或許會產生某些化學變化。

鹼性水在一般超市或保健食品商店都可以買到。一些倡導鹼性水的業者，認為鹼性水可以中和身體中的酸，有益於健康，並在廣告中宣稱鹼性水可以減緩衰老，預防某些慢性疾病，這些關於鹼性水的健康效用，至今仍然沒有足夠的科學證據來證實。

二〇一二年的一項研究發現，飲用pH為八．八的鹼性水可以有助於胃蛋白酶失去活性，胃蛋白酶是引起胃酸倒流的主要消化酶，另一項研究顯示，鹼性水可能對患有高血壓、糖尿病和血清膽固醇高的人有益，但這些仍屬證據不足的論述。

要飲用鹼性水，最好是飲用從地下湧出，富含礦物質的天然礦泉水較佳；反之，經人工處理的鹼性水，因為維持良好健康所需的礦物質較少，長期飲用可能會導致礦物質缺乏。世界衛生組織也提出一項研究警告，不要長期喝礦物質含量低的水，比起鹼性水，一般自來水的礦物質反而比較多。所以將自來水煮沸放涼後的白開水，對大多數人來說就是最好的飲用水。

跟著營養專家這麼做：

隨著健康意識抬頭，市面上標榜鹼性水、負離子水、純水等瓶裝水應運而生。事實上，不論是病人或一般民眾，只要喝純淨的水即可，不建議特別喝鹼性水或負離子水追求健康。

有些廣告，大力鼓動民眾喝弱鹼性的水，宣稱可幫助代謝及中和酸性體質，但由於每個人飲食習慣不同，加上人體本身就有很強的酸鹼平衡系統，自然能調整。若真的需要喝鹼性水，雖然檸檬和柳橙汁品嚐時呈酸味，卻是鹼性食物，在水中加入數滴檸檬或柳橙汁也可以使飲用的水呈微鹼性，而成為較健康且安全的鹼性水。

Q02：提神飲料可以消除疲勞、補充能量？

A-2 提神飲料含有大量的咖啡因，只能暫時提神。

原來如此：

提神飲料中雖然添加了維生素B6、B5、B12，可減輕疲勞感，然而一瓶二五〇毫升的提神飲料，通常還會添加二十七公克的糖，及八十毫克的咖啡因。咖啡因是一種興奮劑，雖然在短時間內能暫時性提神，但數小時後副作用很大。每個人對咖啡因的忍受度差異極大，許多人服用之後會引起失眠、煩躁、胃部不適、噁心、嘔吐、增加心臟和呼吸率等副作用。攝取大量的咖啡因也可能導致頭痛、焦慮、緊張、耳鳴、和心律不整。飲用咖啡的另一個副作用是利尿、脫水，所以必須適當補充水分。

健康的成年人，生理上一天可以負荷的咖啡因高達四百毫克，相當於約三到五杯二四〇毫升的咖啡，但這樣的攝取量並不適用於兒童和青少年。在加拿大，未成年孩童的咖啡因攝取建議量，每天的最高上限為四十五毫克，這相當於一罐十二盎司可樂所含的咖啡因量。再者青春期是骨骼生長最重要的時期之一，過多的咖啡因會干擾鈣的吸收，對骨骼生長造成負面影響。咖啡因使人成癮，即使是成年人，在戒斷咖啡時也會出現極為不適的症狀，像是頭痛，所以更沒有任何理由讓孩子在發育完全，也就是十八歲之前，飲用任何一種含有高濃度咖啡因的提神飲料。

未成年每日咖啡因攝取上限

年紀	咖啡因攝取量上限
4～6 歲	45 毫克
7～9 歲	62.5 毫克
10～12 歲	85 毫克

跟著營養專家這樣做：

充分睡眠是消除疲勞唯一的方法，若想加速恢復速度，可服用複方維生素B群。

Q03：吃甜食可以改善心情？

A-3 吃甜食雖可以短暫改善心情，但短時間內反而會讓抑鬱變嚴重。

原來如此：

GABA（γ-氨基丁酸）是神經系統中的主要神經遞質，能抑制及平衡神經系統，對腦部有安定作用，可以幫助放鬆與消除緊張。GABA含量低或不平衡時，則會沒有理由的感到焦慮與恐慌，無緣無故對於自己的選擇或決定感到內疚，處理事情也變得雜亂無章。

GABA和血糖濃度有關，葡萄糖參與製造GABA，當血糖偏低或胰島素阻抗時，GABA的生成量會減少。也因此當GABA偏低時，可能會有想吃甜食的傾向。這可以讓人在短時間內感覺很好，卻也會在極短的時間之後，因耗盡體內的相關內分泌，使得GABA濃度再度快速下滑，反而讓抑鬱的現象變得更為嚴重。

跟著營養專家這樣做：

除了甜食之外，富含谷氨酸的天然食材，或含抗氧化劑的蔬菜水果及ω-3脂肪酸豐富的食物，也可以提高GABA的含量。長時間煮熟的大骨肉湯，和燉肉類對於提高GABA的含量也很有幫助。疲憊時來一碗熱排骨湯，不僅讓身體暖和，精神也會變得比較好。

可以提高 GABA 含量的食物

蛋	蛋白、乳酪蛋白。
發酵食品	熟成的乳酪（帕爾馬）、醃肉、魚露、醬油。
蔬菜	番茄、綠花椰菜、菠菜、馬鈴薯、蘑菇。
水果	香蕉、橘子、葡萄汁。
穀物	用於麵包和啤酒的大麥芽、小麥麵筋、米糠麩皮、燕麥。
豆類	大豆、豌豆、扁豆。
堅果	杏仁果、核桃。
海鮮	大比目魚。

04：睡前喝酒有助於睡眠？

A-4 酒精雖然可以加速入睡，但也會導致睡眠中斷和睡眠品質降低。

原來如此：

酒精會降低呼吸率，並使肌肉鬆弛，縮短入睡時間，這也是為什麼許多人會利用飲酒來協助自己入睡。酒精對入睡到淺眠這個時段有幫助，也因此被視為睡眠的促進劑，但效果很短暫。當進入深睡狀態後，酒精反而會造成干擾，影響睡眠品質。

酒精進入人體後，會被分解成乙醇造成脫水，口乾舌燥的感覺會讓睡眠變得斷斷續續很難進入深度睡眠。深度睡眠期間會分泌生長激素和修復組織，是身體進行生理修復的重要時間。若這段時間無法好好入睡，會影響記憶，使運動協調能力退化，並讓注意力減弱。此外酒精還會觸發睡眠相關的呼吸障礙，使睡眠呼吸中止症更加惡化，或增加睡眠異常的傾向，如夢遊。

跟著營養專家這麼做：

利用飲酒協助入睡，絕不是一個健康的方式，建議由觀察、分析自己的睡眠狀況，找到問題的癥結點，再進行調整。留意且記錄幾天睡眠狀況，以確定入睡、醒來的模式，並測量睡眠持續時間，效率和結構。若是睡眠問題已嚴重干擾到你的正常生活，引發沮喪或焦慮等情緒，不妨主動諮詢醫生。

★睡眠品質不佳有很多種狀況

難以入睡

在結束一天的忙碌之後，找到放鬆身心的方法，對促進睡眠品質會有所幫助。如果躺在床上長時間仍無法入睡，最好起床做一些放鬆的活動，然後再回到床上。

早上醒得時間太早

檢查環境因素，是否有噪音，或是被寵物和兒童打擾。若是有睡眠不足的問題，則將睡眠時間先設定在六小時，然後每週逐漸增加十五分鐘，直到達到所需要的睡眠時間。

早上醒不來

入睡困難卻又很難醒過來，經常遲到，影響到日常學習與工作，這時候請根據學校、工作或其他作息的需要，定下預定起床的時間。每天在固定時間醒來，即使在週末，起床時間也不要比平日晚三十分鐘。

★提高睡眠品質的自我檢測表

檢視臥室的環境：

□床是否舒適。

□臥室的溫度舒適與否。

□空氣中有沒有干擾的刺激物或氣味存在。
□噪音程度會不會干擾睡眠。
□使用窗簾，睡覺時將臥房燈光減到最低。
□電視機務必移到臥室外。

排除干擾睡眠的因素：

□避免服用含興奮作用的提神飲料。
□中午之後不喝咖啡。
□睡前不吸菸，尼古丁是一種興奮劑。
□睡前避免做高強度的運動。
□睡前避免吃大量或油膩的食物。
□白天午睡或午休時間勿過長。

05Q：睡前吃宵夜只需擔心變胖？

A-5

吃東西的時間，與體重增加並沒有直接的絕對關係，正確選擇食物種類才是重點。睡前不健康的宵夜甚至會增加中風的機率。

原來如此：

睡覺前吃零食可能不完全是因為飢餓，或許只是無聊、累了或有壓力，更可能只是種習慣。宵夜的種類和量才是造成體重增加的重點，無論如何睡覺前吃進多餘的熱量，對健康絕對無益。

當飲食中含有高糖、精碾澱粉、飽和脂肪酸、反式脂肪，會使得血脂的濃稠度增加。過於油膩的晚餐或宵夜會增加消化及循環系統負擔，使身體無法得到充分的休息，第二天早上會感覺倦怠，活動力變得緩慢。這種狀況類似飲酒過度導致的宿醉，因此被稱為「脂肪宿醉」。

經常聽到不論年齡，有人半夜在睡眠中猝死或中風。中風定義有兩種，一種為血液到達大腦的流動過程中，突然發生中斷如血栓阻塞的缺血型中風，另一種則是腦血管破裂出血所導致的出血型中風。缺血性中風有二十到四十%的患者是在夜間睡眠時發生。過於油膩的宵夜恐怕是引發睡眠中風的原因之一，這是因為夜晚入睡後身體的新陳代謝及血液循環下降，宵夜帶來的多餘熱量變成脂肪，血清膽固醇也會升高，血栓阻塞的機率也就增加。

為了避免脂肪宿醉，甚至心肌梗塞和中風的突發，睡前吃的食物內容勢必要特別注意。

跟著營養專家這樣做：

忍著不吃宵夜可能會餓得睡不著，然而不當的宵夜的確會造成身體負擔，儘可能避免高油、高鹽、和高熱量，選擇清淡、高纖維、分量少的食物，才不會影響睡眠品質。

宵夜建議選擇果糖含量低的水果或川燙蔬菜。果糖含量低的水果有番茄、酪梨、檸檬、哈密瓜、覆盆子、黑莓、草莓、奇異果、和葡萄柚。

尤其是正在實行體重管理的人，蘋果和梨是晚間點心的極佳選擇。水果皮和果實的脆度可以讓人有飽足感。如果想吃分量多的水果，不妨選擇單位體積熱量較少、水分較多的水果，如西瓜、哈密瓜，或綠皮哈密瓜。漿果類水果如草莓、藍莓、黑莓含豐富纖維、抗氧化劑，所以也是非常好的就寢前水果。

水果尺寸的大小也是碳水化合物攝入量的關鍵之一，例如尺寸較大的香蕉，果糖的攝取量會比小尺寸的多達一倍，選購水果時，請挑選尺寸小的。

患有高血壓及高脂血症者，晚餐或宵夜務必遠離含鈉鹽及飽和脂肪酸極高的滷味小菜，例如滷內臟、雞腳、雞翅、滷蛋以及冰淇淋、漢堡或鹽酥雞等。

06 Q：瘦的人想增重，可以愛吃什麼就吃什麼？

A-6 瘦的人若想增加體重，應該是增加體肌肉，而不是體脂肪，所以不能隨意亂吃，仍然要有均衡飲食。

原來如此：

許多人有一個刻板的印象，認為體型瘦小單薄的人，就是所謂的營養不良，得吃胖一點，因此可隨意的吃。事實上這並不完全準確，體重及外觀不是代表健康與否的唯一指標，除了體重之外，必須參考身體質量指數（BMI）、體脂率、腰圍、腰圍和臀部的比例。

有些人外表瘦弱，體重偏低，但體脂率[1]卻偏高，這並不是一個健康的個體。反之，體重偏高，但體脂率低，這表示身體含有較多的體肌肉，較所謂瘦肥（看起來很瘦，但體脂率偏高）的人來得健康。所以瘦的人若想增加體重，應該說是增加體肌肉，而不是體脂肪，不能隨意亂吃，仍然要有均衡飲食。

跟著營養專家這樣做：

即使想增加體重，也不能任意攝取高糖、高油、高熱量食物，飲食仍必須健康均衡，否則只是累積了許多脂肪在體內。若想增加體肌肉，除了攝取足量蛋白質之外，運動絕不可少。

體脂率

	男性	女性
基本體脂率	2～5%	10～13%
平均體脂率	18～24%	25～31%
運動員	6～13%	14～20%
健身者	14～17%	21～24%
肥胖症	25% 以上	32% 以上

07 Q：啤酒肚是喝太多啤酒？

A-7

啤酒肚是體脂肪過多的象徵。

原來如此：

許多男性步入中年後，肚子越變越大，開始呈現中廣型身材。相較於女性的體脂肪大多堆積在臀部、大腿處，形成「梨型」身材；男性的脂肪較容易累積在腹部，形成「蘋果型」身材，也就是俗稱的啤酒肚，這點是受性別賀爾蒙所影響。

賀爾蒙不僅能調節身體如何使用、消耗進入體內的熱量，同時也會影響脂肪儲存的部位。女性進入青春期後，因為女性賀爾蒙的改變，脂肪加速沉積在骨盆、臀部、大腿、和乳房。女性都知道，要消除這些部位的脂肪非常困難，這

蘋果型身材 vs 梨型身材

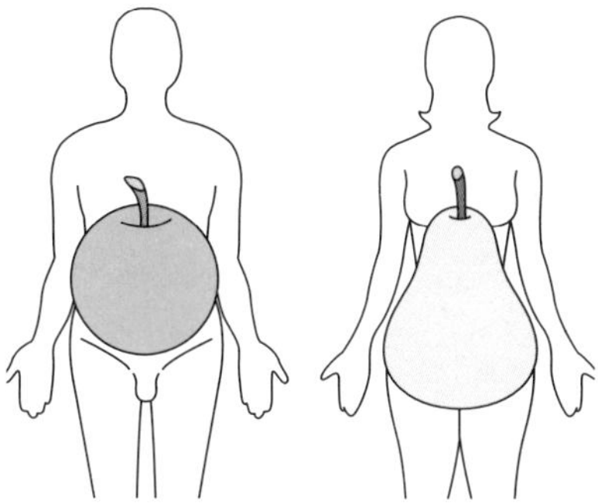

蘋果型　　梨型

是因為大腿與臀部的脂肪，是身體儲備日後懷孕、哺乳期的所需，有其生理上的重要性。

男性則傾向在內臟或腹部儲存脂肪，腹部的脂肪雖然比較容易消除，但卻會嚴重影響健康。當腰圍尺寸超出臀圍，罹患冠狀動脈疾病、糖尿病、高三酸甘油酯、高血壓、癌症等的風險就會增加。腹部脂肪堆積的另一個問題是背痛，這是由於體重過重，身體重心向前移動，再加上腹部肌肉無力所引起。

跟著營養專家這樣做：

有飲酒習慣，飲食中攝取較多飽和脂

肪酸、添加糖或高果糖玉米糖漿食物的人，容易有腹部脂肪堆積的現象。蘋果型身材的人會分泌較多的胰島素，應避免會導致胰島素分泌上升的高升糖食物。

梨型體型的人，體內胰島素對碳水化合物的反應較不靈敏，胰島素的分泌量較低，過量的脂肪儲存在下半身，可能是雌激素和生長激素平衡的結果，因此建議避免外源性雌激素源，如大豆、牛奶與咖啡因，可能對改善這些類型的脂肪堆積有益。

隨著年齡增長皮膚越來越薄，柔韌性越來越低，膨脹變大的脂肪細胞變得更加明顯。這些變大的脂肪細胞絕對無法經由按摩霜或乳液、按摩、震動機、注射、藥物、按摩浴、塑身褲或其他減肥產品而減少或消失。唯一能夠減掉多餘體脂肪的方式，就是遵循正確的飲食和定期運動。

運動可以幫助平衡賀爾蒙，尤其是在短時間內進行高強度運動，如短跑訓練和舉重，可以有效促進生長激素。此外運動還可以幫助體脂肪分布均勻。

08：標示無糖和無脂肪的食品，就代表不含熱量？

A-8 無糖或是無蔗糖並不代表就不含澱粉和油，無脂肪也不代表無糖分。

原來如此：

標示為「無糖」的加工食品，並不表示完全不含糖分，而是減少糖的含量，食品包裝上的營養標示，每一分量[2]中只要含糖量少於〇．五克就可以標示為無糖。

無糖食品通常會以增加脂肪和鈉含量來改善口味，且經常使用代糖如木糖醇等人工甜味劑，這些甜味劑倘若攝取過量，可能會引起消化問題，例如脹氣、腹脹、腹瀉等。同理來說，所謂「無脂肪」食品，定義為「每一分量」含有少於〇．五克的脂肪，而同樣會增加糖的分量以增進口感。

無糖、無脂肪＝無熱量？

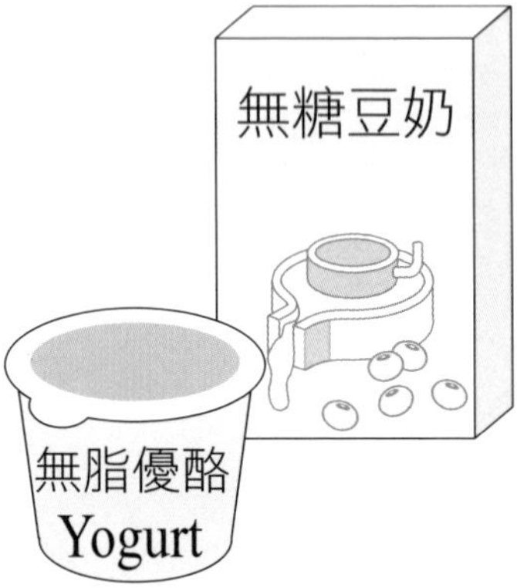

跟著營養專家這樣做：

在購買任何產品時，包裝正面若極力強調「零克脂肪」、「零克反式脂肪」、「無糖」、「低糖」時，務必要看反面的營養成分標示。因為不論任何產品，要好吃必須含有油、糖、和鹽，當其中一種成分減少，適必要加強另外兩者。換言之，油脂減少，糖的量必增；反之減糖，油脂的量必增。

1 體脂率：又稱為體脂肪百分比，為體脂肪量占總體重的百分比。

2 每一分量：各種食品的分量單位都不一樣，清楚標示在營養資料的最上方。例如，一瓶優酪乳兩百毫升，「每一分量」是一百毫升，喝完一整瓶，其攝入的營養素量必須乘上二。一包二一〇公克的洋芋片，「每一分量」是三十公克大約十二片，一整包入肚所攝入的營養素量須乘以七。

CHAPTER 8

疾病保健篇

Q

血糖高就是罹患糖尿病？

罹患糖尿病，白米飯都不能吃？

高血壓患者需要減少鹽的攝取，反之低血壓的人多吃鹽可以改善血壓低嗎？

結石患者不能攝取鈣？

年紀大容易骨折，是因為身體老化後骨骼硬化？

三分之二罹患癌症大都是運氣不好？

阿茲海默症是種老化現象，無法預防？

Q01：血糖高就是罹患糖尿病？

A-1 血糖檢測數值高可能是暫時性血糖高，不一定會出現尿糖，而被診斷為糖尿病。

原來如此：

血糖在生理上是供應熱量的主要來源，其中最重要的關鍵賀爾蒙是胰島素。胰島素相當於一把鑰匙，可以開啟細胞讓血糖（葡萄糖）進入。碳水化合物進入人體後，會被分解成葡萄糖，此時胰島素會和細胞膜上的胰島素接受體結合，放出信號，由葡萄糖運輸體讓血液中的葡萄糖進入細胞內，使得血糖可以被燃燒成為熱量來源，或轉變成脂肪加以貯存。然而當胰島素有阻抗現象時，葡萄糖運輸體並沒有接受到讓糖進入細胞內的訊號，使得血糖滯留在血液中，導致血糖過高。

胰島素是開啟細胞的鑰匙

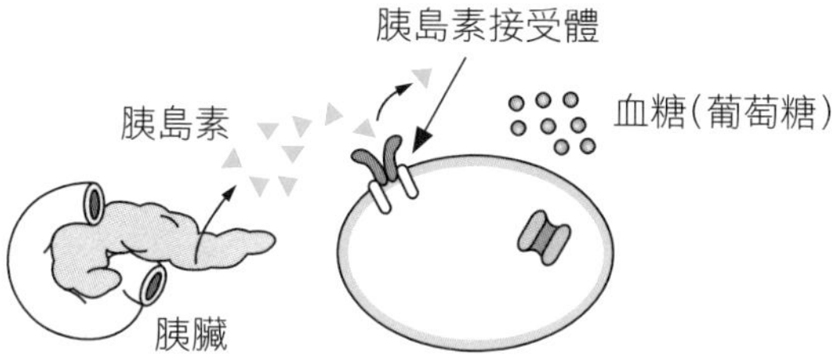

胰島素會和細胞膜上的胰島素接受體結合，放出信號，細胞才會開啟，讓葡萄糖進入細胞內。

胰島素會出現阻抗，這是因為胰島素是由胰臟的貝他細胞（β細胞）所分泌的，若吃糖的量或頻率高，貝他細胞就會不斷分泌胰島素以制衡血液中過多的血糖，長期如此，貝他細胞疲乏，會無法再製造足夠的胰島素，致使體內無法維持正常血糖的恆定，導致尿液中出現糖，也就是所謂的尿糖。

糖尿病是因為生理上胰島素功能有所缺失，經常吃糖、甜食、米飯，雖然會增加罹患糖尿病的危險性，但並不一定會導致糖尿病。導致糖尿病的危險因素有很多，肥胖、壓力、缺乏運動、老化都有可能，隨著年齡增長，貝他細胞衰退比例也會增加，六十五歲以上的年長者，罹患糖尿病的機率達百分之二十五。

糖尿病的成因

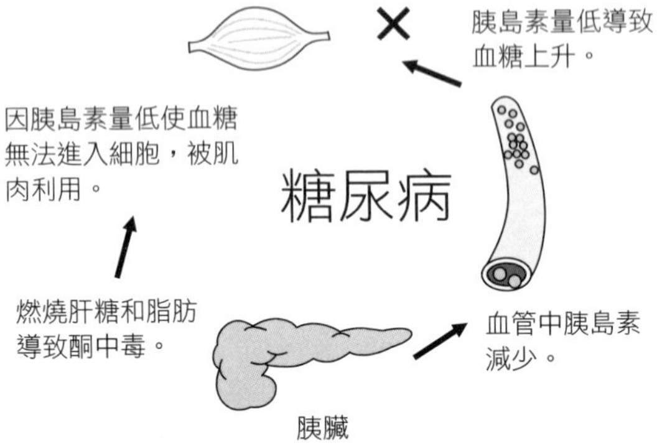
胰島素量低導致
血糖上升。
因胰島素量低使血糖
無法進入細胞，被肌
肉利用。
糖尿病
燃燒肝糖和脂肪
導致酮中毒。
血管中胰島素
減少。
胰臟

★血糖偏高是不容忽視的生理警訊

糖尿病經常出現「三多一少」的症狀，也就是吃多、喝多、尿多，以及體重減少。糖尿病若是沒有適當控制，會威脅到由頭到腳每個部位的器官功能，例如視力模糊、記憶力減退、心臟病發作、中風、神經性損傷、腎臟疾病、截肢、和牙齦發炎等。這些併發症好比樹枝，會朝不同無法預知的方向延伸，最好的預防方法是在糖尿病前期，就必須防止繼續惡化，不讓其演變成無法逆轉的生理傷害。

然而血糖測量值高於正常值，雖是糖尿病的主要判斷標準，但也可能僅是暫時性，不代表一定會出現尿糖，被診斷為糖尿病。所以當醫護人員告知有血糖偏高的現象（糖尿病前期），要將這項警訊視為嚴重的生理警訊，開始控制自己的飲食、生活型態，讓過勞的胰臟有機會喘息。

然而真的檢測出罹患第二型糖尿病[1]也不要錯愕，雖然無法全癒，但百分之九十的第二型糖尿病，可以經由飲食及生活型態的調整，而改善胰島素的敏感性[2]。

跟著營養專家這麼做：

過去三十年，現代人的日常飲食分量及含糖飲料的攝取增加，以及活動量減少，使得肥胖率速增，而罹患糖尿病的機率也相對提高。長期攝取過多的食用糖、高果糖玉米糖漿、蜂蜜、龍舌蘭（Agave），甚至水果所含的天然果糖，都有可能導致胰島素阻抗。

為了健康，可以由調整飲食模式，並養成運動習慣，以預防及改善第二型糖尿病。以下介紹施行要點：

每日運動三十分鐘以上

許多研究證實經由體重管理和每天運動至少三十分鐘以上，可以預防及改善第二型糖尿病，尤其糖尿病前期者受益更大。

遠離含糖飲量

汽水、運動飲料、含果汁風味的飲料，以及含甜味的茶、咖啡，這些都會加速血糖值惡化。研究證實，每天喝一次含糖汽水，較一個月喝一次的人，罹患糖尿病的危險率會增加百分之三十。尤其含糖飲料中若使用的是高果糖玉米糖漿，會導致內臟脂肪堆積在腹部深層，還會增加心臟血管的疾病風險。

蛋白質來源以同時含不飽和脂肪酸的食物為主

儘可能攝取不飽和脂肪酸含量高的蛋白質食物，例如魚類及植物性蛋白質，以取代飽和脂肪酸含量高的蛋白質食物，例如牛肉，尤其是加工肉類製品，如香腸、火腿、熱狗等，食用過量，會增加糖尿病機率。

Q02：罹患糖尿病，白米飯都不能吃？

A-2 米飯可以吃，並不需要完全不吃，但必須依據個人胰島素的功能，適度調整碳水化合物的總攝取量和種類。

原來如此：

澱粉是多醣，吃下肚後經過消化、分解，變成葡萄糖才能被人體吸收、貯存和利用。白米飯屬於比較容易消化吸收的澱粉，食用後血糖上升的速度會比粗糙穀類快，即所謂的高升糖指數食物。

糖尿病患者因為胰島素功能不足，無法適度調節體內的血糖恆定，在日常飲食中需盡量避免攝取精緻的甜食或澱粉質。但不是說患了糖尿病，含碳水化合物的食物都不能吃，必須依據個人胰島素的功能，適度調整碳水化合物的攝取量和種類，還是一樣可以享受優質的飲食生活。

跟著營養專家這樣做：

澱粉質食物會影響血糖濃度，雖然目前的研究尚無法證實高升糖食物會明顯影響胰島素的敏感性，但整體評估下來，仍建議減少精碾澱粉食物的攝取，糖尿病患者還是可以吃米飯，然而建議生活中澱粉質攝取的總量，至少有一半以上至四分之三，是來自糙米飯或多種全穀類。

吃精碾澱粉時搭配富含纖維的蔬菜、水果、和豆莢類一起進食，如此可以緩和血糖，不致於快速上升。此外鎂在胰島素的合成製造中也是非常重要的原料之一，全穀類、綠葉蔬菜、堅果、豆類和酪梨中含豐富的鎂。

Q03：高血壓患者需要減少鹽的攝取，反之低血壓的人多吃鹽可以改善血壓低嗎？

A-3 無論高血壓或低血壓的人都必須保持口味清淡。

原來如此：

大部分的人都知道高血壓患者需要減少鈉鹽的攝取，因為鈉離子會導致血管壁收縮，致使血壓上升。理論上低血壓似乎可以經由增加血液中的鈉離子濃度使得血壓上升；但攝取過量的鹽，會引發心臟血管疾病以及腎臟的問題，站在營養保健的立場，並不贊成有低血壓問題的人多吃鹽。

血壓低的情況下，流向大腦的血液量不足，腦細胞無法得到足夠的氧氣和營養物質，而可能感到頭暈、暈眩甚至暈倒。最常見的低血壓是體位性低血壓（Orthostatic hypotension），是指從坐姿或臥位轉換到站立的姿勢，而出現頭暈不適的症狀。這是因為在站立的一瞬間，血液仍留在肢體下半身的靜脈中，使得血壓過低，通常一般人能夠快速由體位型低血壓調節到正常血壓。

跟著營養專家這樣做：

改善低血壓的正確方法應該是養成運動習慣以促進血液循環。體內水分不足也是導致低血壓的原因，平時要注意水分的補充，夏季流汗容易散失水分，留意因中暑脫水產生的低血壓。生活中要避免攝取過多的鹽以及含酒精的飲料，這些都有可能造成脫水。無論高血壓或低血壓都必須保持清淡口味，這才是較適當且長遠的作法。

Q04：結石患者不能攝取鈣？

A-4

結石是體液酸鹼度失調及飲水不足，導致體內礦物質互相結合形成結晶沉澱，與鈣的攝取無關。

原來如此：

結石通常發生在膽囊和泌尿系統包括膀胱、腎臟和尿道之中，為了預防復發，飲食必須依結石的成分來加以調整。

★結石的種類與成因

膽結石

肥胖是膽結石的危險因素之一。任何會增加血清膽固醇濃度的物質，例如攝取高脂肪的油膩食物，都會增加膽結石的風險，短時間內快速不當的減重，也會增加罹患膽結石的機率。

腎結石，有四種常見的類型

・鈣結石：是最常見的類型，主要含「草酸鈣」和「磷酸鈣」兩種成分，其中以草酸鈣結石最常見。草酸鈣結石的形成，可能由於血液中高鈣和高草酸鹽排泄所引起。磷酸鈣結石則由高尿鈣和鹼性尿的環境引起。

・尿酸結石：飲食中攝取富含動物蛋白的嘌呤物質，例如肉、魚和貝類，會增加尿液中尿酸的濃度，持續呈酸性而形成尿酸結石。

・鳥糞結石：腎臟感染所形成，所以又稱之為感染結石。

・胱氨酸結石：是遺傳失調，胱氨酸滲入腎及尿液中形成結晶。

膀胱結石

長期服用某些藥物，導致尿液經常滯留在膀胱所形成結晶沉澱。膀胱結石沒有特殊預防方法，只能多喝水以減少結晶石形成機率。

泌尿道結石

大約八十五%為鈣，剩餘的十五%由各種物質包括尿酸、胱氨酸或含鎂及磷酸鹽的鳥糞石所組成。主要因為尿道感染形成，所以也稱之為感染結石。

跟著營養專家這麼做：

無論結石的種類，預防的首要條件，就是喝足夠的水分，多吃蔬菜和水果使體液呈微鹼性。膽結石，平日必須採用低油和低膽固醇的飲食模式。腎結石不可能是一次性，會再復發，若沒有好好經由藥物和飲食調整，也可能影響腎臟功能，影響甚大，務必要留意。

★預防腎結石的飲食原則：

飲水充足

平日要飲用充足的水分。不得輕忽流汗所散失的水分，例如蒸汽浴、重量運動雖然都有益於健康，但同時也會流失大量的汗，必須補充足夠的水分。

不需減少飲食中的鈣

鈣不是造成結石的兇手，日常飲食中並不需減少鈣的攝取，而應該是減少鈉的攝取。

同時攝取富含鈣與草酸鹽的食物

將富含鈣和草酸鹽的食物一起食用，反而可以使得這兩者在運送到腎臟之前，先在胃和腸中互相結合，腎結石機率因此可以降低。富含草酸的食物包括菠菜、麩皮、甜菜、馬鈴薯、堅果和堅果醬。

喝適量檸檬水

慢性腎結石通常用檸檬酸鉀治療，研究指出檸檬水和許多含天然檸檬酸的水果，具有預防結石形成的效果。但必須留意，市售的飲料為了增添風味會額外添加糖，如高果糖玉米糖漿，如此一來反會增加腎結石形成的風險。

少喝酒

酒精會增加血液中的尿酸濃度，所以必須避免。

★進一步針對各類型腎結石的飲食對策：

磷酸鈣結石

必須減少鈉鹽、動物性蛋白質（例如牛肉、豬肉、雞蛋和魚）的攝取，而且由天然食物或鈣補充劑攝取足夠的鈣。

尿酸結石

必須限制酒精的飲用以及減少動物性蛋白質的攝取，增加水果和蔬菜有助於降低尿液酸度，減少結石形成的機會。紅肉、內臟類和貝類具有高濃度嘌呤的天然化合物，攝取高量嘌呤會導致尿酸增加，使得尿液呈現酸性，易形成尿酸結石。

05 Q：年紀大容易骨折，是因為身體老化後骨骼硬化？

A-5 骨骼硬化並不等於骨質疏鬆，一旦有骨質疏鬆，在跌撞時容易導致骨折。

原來如此：

骨骼不是死的固體，主要由兩部分構成，外部是比較堅硬的密質骨（Compact bone），占骨骼的八十％，這部分的堅韌度會受飲食中鈣的攝取量和運動所影響。內部是含有蜂巢狀的骨髓，其空間填充有液體的骨髓細胞（製造血液）及一些脂肪細胞。骨骼硬化是皮質骨變得很堅韌，而骨質疏鬆是蜂巢狀部的骨質密度（是種測試，用於評估骨骼的強度）流失。

骨質疏鬆症是高齡者容易骨折的主因，它是種沉默的疾病，大部分的人不知道自己的骨質密度指數，在不知不覺中骨骼漸漸變得疏鬆直到骨折發生。

健康骨質密度 vs 疏鬆骨質密度

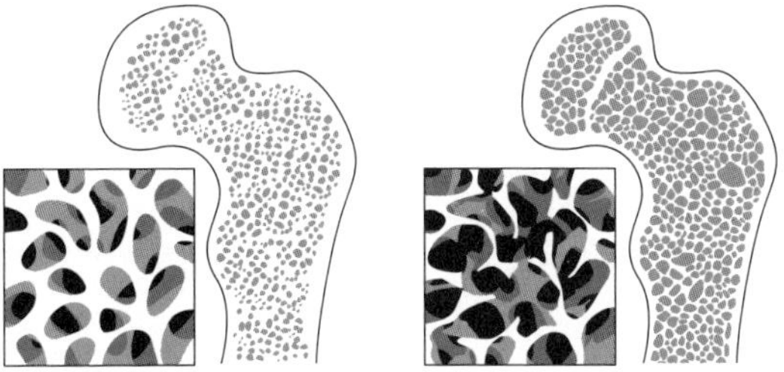

健康骨骼　　　　骨質疏鬆

骨骼內部的蜂巢或海綿狀部分會受雌激素所影響，因此女性在停經後，骨質密度流失的速度會加快。所有女性在五十歲之後多少都有骨質流失現象，停經之後五到七年左右骨質會流失十五%。男性骨質流失的現象雖較女性緩和，但仍然具有相當的危險性。由於骨質密度和骨折機率成反比，女性在六十五歲，男性在七十歲及其後都應該做骨質密度測量。

跟著營養專家這樣做：

人一生的骨質密度取決於高峰點骨質密度的貯存狀況，骨質密度的高峰點在二十五歲左右，在這年齡之前儘可能儲備骨質密度。

骨質密度八十%是受基因影響，二十%可以經由運動和攝取適當的營養來改善，尤其到了六十五歲之後，若有養成運動的習慣，攝取足夠的鈣、不抽菸、不過量飲酒，這些對骨質密度都有幫助。

為了預防骨折，除了要維持骨質密度外，肢體肌肉的塑造也同等重要，因為肢體肌肉虛弱會使得腿部無力，行動時的平衡能力變差而容易跌倒，會增加骨折機率。跌倒造成的骨折經常發生在骨盆髖關節、手腕或脊椎骨，其中骨盆髖關節的骨折會影響行動能力，對生活品質傷害甚大。

每天至少三十分鐘的強度運動或有氧運動，對骨骼健康有絕對幫助，對骨骼施力可以增強韌度，所以走路和跑步比游泳對骨骼健康更有益，騎腳踏車則沒有效。太極拳雖然沒有對骨骼韌度施力，但可以加強平衡和反應能力，減少跌倒的機率。

讓體內酸鹼度呈中性偏微鹼性，是另一個減緩骨質流失的條件。多攝取蔬菜、水果、豆莢類等植物性食物，減少酸性食物例如植物性、動物性蛋白質、穀類澱粉質的攝取，可以使體內酸鹼度呈中性且偏微鹼。

★如何正確補充鈣與維生素D

維繫骨質密度健康最重要的兩個營養素，分別為鈣與維生素D。鈣是骨骼的主要成分，而鈣的吸收需要有維生素D，血液中維生素D的濃度偏低時，骨質流失速度會加快，此外維生素D還可以強化肢體肌肉的塑造。

被診斷出有骨質疏鬆症，或是停經後的婦女，可以藉由服用鈣片來補充身體缺乏的鈣，一天鈣片的攝取量，以一千～一千五百毫克為限，且單次吃五百毫克，分多次少量補充，身體吸收率較好。否則一次補充太高劑量，身體無法全部吸收，容易出現便祕、腹脹等副作用。

鈣片的介紹：

鈣片依成分分兩大類：

- 人工鈣：包括檸檬酸鈣、碳酸鈣、乳酸鈣。
- 天然鈣：大多從牡蠣或動物骨粉萃取。

天然鈣的價格較人工鈣貴。市售最常見的是碳酸鈣，因為成本較便宜、含鈣比例較高，但容易出現便祕、腹脹的副作用。建議大家可選擇檸檬酸鈣，較不會有這類副作用，同時選擇含維生素D及鎂的複方成分，吸收效果會更好。

服用鈣片的注意事項：

①鈣片最好在用餐前後兩小時內服用，不要空腹服用。

②不宜和茶一起服用，因為茶葉含有單寧酸，會抑制鈣質吸收，影響吸收效率。

服用維生素D補充劑注意事項：

①因為維生素D是脂溶性維生素，必須有油的存在才能加以吸收、利用。

鈣的每日建議攝取量

女性	19～50 歲	1,000 毫克
	50 歲以上	1,200 毫克
男性	19～70 歲	1,000 毫克
	70 歲以上	1,200 毫克

維生素 D 的每日建議攝取量

一般成人	600 I.U.（國際單位）
70 歲以上	800 I.U.（國際單位）

②維生素D不能過量，否則會導致高血鈣症，而增加腎結石機率。

鈣的天然食物來源：

牛奶、優酪乳、起司等乳製品、帶骨一起食用的沙丁魚、小魚乾、芝麻、堅果類、棗類及各種深綠色蔬菜。

維生素D的食物來源：

比目魚、鯖魚、鮭魚、鰻魚、蛋黃、菇類、豆腐、魚子、乳製品、豆漿、杏仁奶。

各種鈣片比較

	檸檬酸鈣	碳酸鈣（最常見）	乳酸鈣	天然鈣
含鈣比例	21%	40%	13%	40%
吸收率	30%	30%	29%	30%
特點	比較不容易產生便祕、腹脹等副作用，但含鈣比例略低。	成本較低，含鈣比例較高，但易產生便祕、腹脹等的副作用。	含鈣比例最低，市面上也較少見。	含鈣比例較高，含其他微量元素，但昂貴，且成分來源可能遭重金屬等汙染。

06Q：三分之二罹患癌症大都是運氣不好？

A-6

細胞基因改變雖然無法掌控，但外在因素例如飲食及環境的修正，仍然可以延緩腫瘤形成的速度。

原來如此：

約翰霍普金斯大學臨床醫學研究報導：「三分之二罹患癌症大都是運氣不好」，這指的是細胞基因的改變，千萬不可以誤解成聽天由命。事實上每一個個體內或多或少都有癌細胞存在，人體具有極為奇妙的防衛系統，當免疫功能好的狀況下，會自動將不好的細胞排除。但狀況不好時，這些癌細胞就有可能不正常增生，進而侵犯身體正常功能。

然而癌細胞在成長為腫瘤影響到正常生理功能的過程中，會因應環境，以及飲食內容而有加速或緩慢兩種可能性：

加速腫瘤形成的促進因子

- 飲食：過量蛋白質、高飽和脂肪酸飲食、低纖維飲食、煙燻及鹽醃食品、某些人工添加物、色素……等。
- 環境：石棉、紫外線、輻射線、黃麴菌毒素、農藥、殺蟲劑、塑化劑、吸菸、二手菸。

延緩腫瘤形成的因子

- 飲食：抗氧化劑、維生素A、E、C、纖維、礦物質。
- 環境：遠離所有促進因子、採用有機食物。

也就是說雖然我們無法完全掌控細胞基因的突變，但仍然可以經由減少接觸環境中的汙染因子，來減低基因突變的發生，以及利用健康飲食和良好的生活習慣，來延緩腫瘤形成的速度。

跟著營養專家這樣做：

想要預防癌症，必須多吃蔬菜水果。這是因為癌細胞偏愛在酸性環境下生長，所以多吃蔬果可以使體液偏微鹼性。此外有乳癌和大腸癌高危險機率者，飲食中過多的飽和脂肪酸會加速癌細胞的生長；反之增加飲食中纖維的攝取量，縮短代謝廢物殘留在體內的時間，可以緩慢其形成速度。

發霉的玉米及穀類絕不能吃，因為會有黃麴菌毒素，這會導致肝細胞變異成癌細胞。燻烤和醃製食品，其中所含的硝酸鹽添加物會加速胃癌細胞的形成。維生素C可以減緩傷害物質的形成，所以吃烤肉、香腸或熱狗時，必須同時與富含維生素C的食物，如橘子或新鮮的橘子汁一起食用，注意不要和養樂多或其他乳酸飲料共同食用，這兩者的組合會產生致癌物亞硝胺。

07 Q：阿茲海默症是種老化現象，無法預防？

A-7 阿茲海默症是神經退化性疾病，雖是一種無法治癒的疾病，但可藉由健康的飲食加以延緩。

原來如此：

阿茲海默症是一種因退化或基因異常，使得類澱粉蛋白沉積，引發大腦神經細胞死亡所導致的疾病。早期症狀為部分記憶力減退，在數年後逐漸退化，到了晚期阿茲海默症患者會喪失與人對話、溝通，以及對環境的反應能力，而後基本的生活技能，像是洗澡、上廁所，都需要旁人協助，最終至癡呆症狀。它通常發生於六十五歲之後，有些甚至會提早到三十、四十歲發病，家族遺傳機率小於五%，男女罹患阿茲海默症的機率一樣。

大腦和身體的信息溝通，是靠「神經遞質」這個化學物質，在神經元的神經細胞之間傳遞信號。當大腦發出指令，神經遞質會刺激鄰近的神經元，使神經系統的刺激，從一個神經元傳遞到下一個神經元，藉由這個機制，大腦得以掌控我們全身的狀況，包括心臟跳動、肺呼吸、胃消化，也影響情緒、睡眠、注意力，甚至體重。

★天然飲食打造神經遞質

大腦是否能發揮正常功能與「神經遞質」息息相關，三個最主要的神經遞質為：乙醯膽鹼、多巴胺、羥色胺，這些存在於許多天然食物中。飲食對大腦的健康和心理功能，扮演著極為重要的角色。缺乏微量營養素，尤其是維生素B群，會對大腦的認知功能產生不良影響。三餐中加強大腦所需要的營養素，可以使認知功能的運轉更好一點，且延緩腦體積量減少，並維持神經遞質的正常量。貧血及缺乏維生素B6或葉酸，可能會使腦神經傳導物質合成降低，腦部供氧量也會不足，進而影響情緒，面對日常活動也會顯得意興闌珊。

維護大腦的健康，重點是適量的攝取各種各類天然食物，而不是依賴合成的維他命。服用維生素B群、抗氧化劑、膽鹼、ω-3脂肪酸、DHA或EPA

等魚油的補充劑，是否可以提升記憶力，或減緩由於生理老化所導致的認知能力下降，至今研究證據仍然不足，甚至有研究顯示沒有效用。

★空氣汙染、熬夜促使失智症發生

空氣汙染，也證實是損傷大腦的另一個肇因。根據臺灣臺大醫學院公共衛生學院，在二〇〇七至二〇一一年所做的一份〈空氣汙染與臨床失智症診斷的關聯研究〉顯示，長期曝露於空氣懸浮微粒PM10和臭氧的人，與無曝露的人相較，失智症風險增加約二至四倍。根據研究推論，當人體吸入PM10或臭氧，可能經嗅覺神經進入腦神經，破壞血腦屏障，使懸浮微粒或表面附帶的毒物進入腦部，長期累積易導致腦部發炎，影響認知功能，促使失智症發生。

臭氧來自汽機車排放的氮氧化合物及室內影印機的廢氣、植物產生的揮發有機物等，所以地勢高，有許多植物的山區，空氣中所含的臭氧量不見得比較低。環境汙染的傷害因子，以及體內自由基會產生氧化壓力，也會造成細胞老化，維生素E是有效的抗氧化物之一，可緩慢腦的傷害速度。

熬夜一晚不睡覺，腦部會產生NSE及S-100β，這兩種有毒物質對腦的傷害，相當於腦部受到撞擊受傷時的傷害，也有研究證實睡眠不足，會增加罹患阿茲海默症和巴金森氏症等的危險機率。

跟著營養專家這麼做：

身體在休息數小時，醒來之後，腦部開始指揮一天中所有的生理和心理活動，此時大腦功能取決於早餐的質與量。三餐飲食中尤其是早餐，必須食用含維生素B群、抗氧化劑、膽鹼、或ω-3脂肪酸豐富的天然食物。

此外對腦部而言，水是另一個非常重要的養分，大腦含有七十五%的水分，一旦有脫水現象發生時，會影響大腦正常功能，並出現頭痛、頭暈、甚至心跳加快等症狀。

運動、空氣、和睡眠是另外三個非常重要的要素，直接和間接的影響大腦的健康。運動是促進血液循環，將所需要的營養素及氧氣運送到腦部，使大腦功能更好的必備健康行為。平時避免曝露在空氣汙染的環境中及熬夜，讓腦有充分的休息。

★地中海型飲食降低阿茲海默症的危險率

地中海飲食（MIND）（Mediterranean-DASH Intervention for Neurodegenerative Delay Diet）是一種為了延緩神經退化性疾病的實驗性飲食。採取地中海型飲食，包括攝取豐富的綠葉蔬菜、堅果、漿果、豆類、全穀物、魚類、家禽和橄欖油，遠離反式脂肪及減少飽和脂肪酸，增加ω-3脂肪酸，且維持正常血糖。至今，實驗證明這種飲食型態可以降低罹患阿茲海默症的危險機率達五十三％。

1 第二型糖尿病：百分之九十五的糖尿病發生在成年之後，這屬於第二型糖尿病，所以又稱之為成年型糖尿病。第一型糖尿病又稱為幼年型糖尿病，和自體免疫功能失調有關。

2 胰島素的敏感性：指身體內的胰島素對血糖的敏感度。胰島素敏感性好，僅需要較少量的胰島素就能維持正常血糖濃度。胰島素敏感性因人而異，若欲瞭解可以到醫院進行測試。

維護大腦健康的食物

魚類	鮭魚、鯖魚、金槍魚。
穀類	全穀類、燕麥片、小麥胚芽。
漿果類	紅石榴、藍莓、紅莓、黑莓。
深綠色蔬菜	芥藍、羽衣甘藍、菠菜、綠花椰 。
各種堅果	花生、種籽、核桃、葵花籽。
水果（尤其是柑橘類）	葡萄柚、檸檬、柑橘、萊姆等，以及香蕉。
植物性油脂	橄欖油、酪梨、亞麻籽油。

CARE系列 029

別讓錯誤的營養觀害了你：旅美權威營養專家，破除58個常見飲食迷思

作　者—白小良
主　編—陳信宏
編　輯—王瓊苹
責任企劃—曾俊凱
美術設計—葉馥儀
插　畫—黎宇珠
董事長
總經理—趙政岷
總編輯—李采洪
出版者—時報文化出版企業股份有限公司
10803台北市和平西路三段二四○號三樓
發行專線—（○二）二三○六—六八四二
讀者服務專線—○八○○—二三一—七○五
（○二）二三○四—七一○三
讀者服務傳真—（○二）二三○四—六八五八
郵撥—一九三四四七二四時報文化出版公司
信箱—台北郵政七九～九九信箱
時報悅讀網—http://www.readingtimes.com.tw
電子郵件信箱—newlife@readingtimes.com.tw
第二編輯部臉書—http://www.facebook.com/readingtimes.2
法律顧問—理律法律事務所　陳長文律師、李念祖律師
印　刷—盈昌印刷有限公司
修訂初版—二○一七年六月十六日
定　價—新台幣三二○元

時報文化出版公司成立於一九七五年，
並於一九九九年股票上櫃公開發行，於二○○八年脫離中時集團非屬旺中，
以「尊重智慧與創意的文化事業」為信念。

國家圖書館出版品預行編目（CIP）資料

別讓錯誤的營養觀害了你 / 白小良作. -- 初版. -- 臺北市 : 時報文化,
2017.06
面；　公分. -- (CARE系列 ; 29)
ISBN 978-957-13-7036-1(平裝)

1.營養學 2.健康飲食

411.3　　106008508

ISBN 978-957-13-7036-1
Printed in Taiwan